Impfratgeber -
Impfempfehlungen für Kinder, Jugendliche und Erwachsene

**Unter Berücksichtigung des neuen
Infektionsschutzgesetzes**

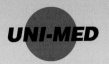

UNI-MED Verlag AG
Bremen - London - Boston

Priv.-Doz. Dr. Ulrich Heininger
Universitätskinderspital
beider Basel (UKBB)
Römergasse 8
CH-4005 Basel

Die Deutsche Bibliothek - CIP-Einheitsaufnahme

Heininger, Ulrich:
Impfratgeber- Impfempfehlungen für Kinder, Jugendliche und Erwachsene/Ulrich Heininger.-
2. Auflage - Bremen: UNI-MED, 2001
(UNI-MED SCIENCE)
ISBN 3-89599-574-6

© 2001   by UNI-MED Verlag AG, D-28323 Bremen,
            International Medical Publishers (London, Boston)
            Internet: www.uni-med.de, e-mail: info@uni-med.de
Printed in Germany

UNI-MED. Die beste Medizin.

In der Reihe UNI-MED SCIENCE werden aktuelle Forschungsergebnisse zur Diagnostik und Therapie wichtiger Erkrankungen "state of the art" dargestellt. Die Publikationen zeichnen sich durch höchste wissenschaftliche Kompetenz und anspruchsvolle Präsentation aus. Die Autoren sind Meinungsbildner auf ihren Fachgebieten.

Vorwort zur zweiten Auflage

Schon 2 Jahre nach dem Erscheinen des "Impfratgeber Pädiatrie" liegt nunmehr eine überarbeitete Version mit zahlreichen Veränderungen vor Ihnen. Die schon im Vorwort zur 1. Auflage zitierte dynamische Entwicklung auf dem Gebiet der Impfstoffentwicklung ist ungebrochen und die daraus resultierenden Veränderungen begleiten unseren beruflichen Alltag. Neue Impfstoffe, neue Indikationen, neue gesetzliche Gegebenheiten - wie das im Januar 2001 in Deutschland in Kraft getretene Infektionsschutzgesetz - aber auch neue wissenschaftliche Erkenntnisse auf dem Gebiet der Infektiologie und Vakzinologie erfordern unsere ständige Fortbildung und Wissen um den aktuellen Stand der ärztlichen Kunst. Dazu soll dieses Buch einen Beitrag leisten.

Die "Pädiatrie", meine berufliche ‚Heimat', ist aus dem Titel des Buches verschwunden, da sie eine unnötige Einschränkung des Leserkreises implizierte.

Zahlreiche LeserInnen der 1. Auflage sind meinem Wunsch nach Anregungen und konstruktiver Kritik nachgekommen. Ihnen gilt mein großer Dank. Dank auch an meine KollegInnen am Universitäts-Kinderspital beider Basel und zahlreichen anderen Kinderkliniken sowie insbesondere allen Praktizierenden, deren Interesse an Impffragen für mich sehr motivierend ist.

Besonders danke ich auch meinem Chef, Prof. Dr. Urs B. Schaad, dessen erfahrenen Rat und fördernde Unterstützung ich sehr zu schätzen weiß.

Basel, im August 2001

Ulrich Heininger

Vorwort und Danksagung zur 1. Auflage

"Der Tetanus besteht in Krämpfen, die höchst schmerzhaft, sehr lebensgefährlich und schwer zu heilen sind. Es kommt zu einer schmerzhaften Spannung der Sehnen am Rückgrat sowie der Kau- und Brustmuskeln. Der Unterkiefer wird so fest an den Oberkiefer gepresst, daß sich beide kaum voneinander entfernen lassen. Bricht man aber die Zähne mit Gewalt auseinander und tröpfelt etwas Flüssigkeit auf die Zunge, dann können die Kranken nicht schlucken, sondern lassen die Flüssigkeit wieder hinauslaufen. Die Muskeln sind in unaufhörlicher Tätigkeit. Beim Opisthotonus wird der Körper unter heftigen Schmerzen rückwärts gekrümmt. Das Epigastrium ist gespannt. Ergreift das Übel die Atmung, so tritt leicht der Tod ein. Das aber ist für den Kranken noch das Beste. Es ist ein entsetzliches Leiden, grausig anzusehen und nicht zu heilen. Der Arzt kann dem Kranken nicht helfen, sondern ihn nur bemitleiden. Das ist für ihn eine große Qual." (Areteios, 6. Jahrhundert n.Chr.)

Die Verhütung und Bekämpfung von Infektionskrankheiten hat im 20. Jahrhundert in zahlreichen Ländern die allgemeine Lebenserwartung und -qualität erheblich verbessert. Neben hygienischen und alimentären Fortschritten sowie der Einführung von Antibiotika haben wirksame und sichere Impfstoffe den wesentlichen Anteil an dieser Entwicklung. Die Morbidität und Mortalität zahlreicher Erkrankungen sind Dank des Einsatzes von Impfstoffen drastisch zurückgegangen, andere (Pocken) sind ausgerottet oder die Eradikation steht kurz bevor (Poliomyelitis).

Diese Erfolge dürfen aber nicht darüber hinwegtäuschen, daß die oft unzureichende Wertschätzung von Impfstoffen - gerade weil durch die Impferfolge die entsprechenden Erkrankungen ihren Schrecken verloren haben! - sowie ungerechtfertigte Sicherheitsbedenken bei Laien und Ärzten den bestmöglichen Impfschutz *aller* Kinder, Jugendlichen und Erwachsenen in unserer Bevölkerung verhindern. Dieses Buch soll ÄrztInnen und MedizinstudentInnen Wissen und Argumente vermitteln, um den Impfgedanken positiv weitertragen zu können und dazu beizutragen, die Situation zu verbessern.

Die Entwicklung von neuen Impfstoffen bzw. die Verbesserung vorhandener Vakzinen ist gegenwärtig ein sehr dynamischer Prozess. Während sich noch vor 20 Jahren die allgemein empfohlenen Impfungen lediglich gegen Tetanus, Diphtherie, Pertussis (Keuchhusten), Poliomyelitis (Kinderlähmung) und Masern richteten, sind seitdem eine Vielzahl von Änderungen eingetreten. Die Impfstoffe gegen Pertussis und Masern wurden verbessert, neue Impfstoffe gegen Mumps, Röteln, *Haemophilus influenzae* Typ B und Hepatitis B haben den allgemeinen Impfplan sinnvoll ergänzt.

Darüber hinaus steht eine Vielzahl von Vakzinen für verschiedene Indikationen (Hochrisikopatienten, Reisende u.a.) zur Verfügung.

Die ungeheure Dynamik auf dem Gebiet der Impfstoffentwicklung erfordert heute von jedem impfenden Arzt eine kontinuierliche Fortbildung. Hier soll das vorliegende Buch einen Beitrag leisten, indem es den gegenwärtigen Stand der Erkenntnisse in komprimierter Form vermittelt. Neben allgemeinen Grundlagen und relevanten formalen Aspekten werden alle derzeit in Deutschland, der Schweiz und in Österreich eingesetzten Impfungen dargestellt und diskutiert. Jeder Impfung geht eine kurze Darstellung des Krankheitsbildes, seiner Pathogenese, Diagnostik und Therapie voraus. Alternative Präventivmaßnahmen - sofern sie existieren - werden ebenso erwähnt.

In dem Kapitel "Zukünftige Impfstoffe" mußte eine Auswahl getroffen werden. Sie beschränkt sich auf Vakzinen, die in ihrer Entwicklung schon so weit fortgeschritten sind, daß mit ihrer Verfügbarkeit in Kürze zu rechnen ist. Eine Ausnahme sind die HIV-Impfstoffe, wo es noch zahlreiche ungelöste Probleme gibt. Sie werden kurz abgehandelt, weil meiner Erfahrung nach auf dem Gebiet der HIV-Impfstoffentwicklung immer großer Wissensbedarf besteht.

Für Anregungen und Kritik bin ich jedem Leser sehr dankbar. Sie sind für jedes Buch von essentieller Bedeutung, wenn es die Bedürfnisse seiner Leser von Auflage zu Auflage besser erfüllen will.

Ich danke dem UNI-MED Verlag für die sehr gute Zusammenarbeit, meinen früheren MitarbeiterInnen an der Universitätsklinik für Kinder und Jugendliche in Erlangen (wo dieses Buch entstand) und vor allem meiner Familie (Heike, Anna und Lukas) für das entgegengebrachte Verständnis.

Meinem früheren Chef, Herrn Prof. Dr. K. Stehr, em. Direktor der Universitätsklinik für Kinder und Jugendliche in Erlangen, bin ich zutiefst dankbar. Er hat mich großzügig gefördert und mein wissenschaftliches Interesse an Vakzinen geweckt. Ihm ist dieses Buch gewidmet.

Erlangen und Basel, im November 1998   *Ulrich Heininger*

Inhaltsverzeichnis

Geschichte des Impfwesens

1. Geschichte des Impfwesens

Erste erfolgreiche Impfungen werden der Chinesischen Medizin im 6. Jahrhundert zugeschrieben. Man hatte erkannt, daß Menschen nach einer überlebten Pockenerkrankung kein zweites Mal erkrankten. Da die Pocken aber häufig tödlich endeten war die folgerichtige Idee, durch eine gezielte, kalkulierte Infektion eine abgeschwächte Erkrankung zu provozieren, die vom Betroffenen überlebt wird und anschließend Immunität hinterläßt.

Dazu verwendete man getrocknete Krusten, die von der Haut Pockenerkrankter stammten, zerrieb sie, und brachte sie in die Nasenlöcher der Impflinge ein. Die dabei verwendeten Mengen sowie Erfolgs- bzw. Mißerfolgsraten sind zwar nicht dokumentiert, jedoch verbreitete sich die Methode der "Variolisierung" im gesamten asiatischen Raum und wurde bis ins 18. Jahrhundert angewendet. So wird auch berichtet, daß Lady Mary Wortley, Frau des britischen Gesandten in Konstantinopel, ihre beiden Kinder auf diese Weise impfen ließ und angesichts des Erfolges die Methode 1721 nach ihrer Rückkehr in England einführte. Als sich bei nun häufiger Anwendung der "Variolisierung" Todesfälle häuften (von 897 Geimpften starben infolgedessen 17), wurde sie offiziell verboten und fand keine weitere Anwendung.

Um 1774 war es der englische Viehzüchter Benjamin Jesty, der selbst an den für Menschen harmlosen Kuhpocken erkrankt war (durch ein den echten, humanpathogenen Pockenviren ähnliches Virus hervorgerufen) und darauf seine offenbare Immunität gegenüber den "schwarzen Blattern" zurückführte. Er inokulierte wegen einer bedrohlichen lokalen Pockenepidemie seine Frau und beide Kinder mit Bläscheninhalt einer an Kuhpocken erkrankten Kuh. Die so Geimpften überlebten die Epidemie. In Deutschland bemerkten der Landwirt Jobst Böse (1769) und der Lehrer Plett die Kreuzimmunität, die von einer Kuhpockenerkrankung ausging. Plett impfte 1791 Schulkinder mit Kuhpocken. Die identische Beobachtung machte viele Jahre später der englische Landarzt Edward Jenner in Berkely: Kuhmelker waren auffallenderweise gegenüber Pocken immun. Es gelang ihm zunächst, das Einverständnis von insgesamt 16 Melkern mit durchgemachten Kuhpocken

zu erhalten, sich absichtlich Bläscheninhalt von Pockenerkrankten in die Haut inokulieren zu lassen. Das Experiment glückte, alle Teilnehmer überlebten. Dadurch ermutigt "vakzinierte" (vacca, lat., die Kuh) Jenner am 14. Mai 1796 den achtjährigen James Phipps. Er vertrug die Impfung ausgezeichnet. Sechs Wochen später folgte die Probe aufs Exempel: Jenner inokulierte Pockensekret in den Jungen. James Phipps überlebte die Exposition. Damit war durch Edward Jenner experimentell erstmals der Beweis des immunologischen Prinzips der Kreuzimmunität erbracht. Sein Erfolg wurde insbesondere von der Bevölkerung gewürdigt, was in einem wahren Ansturm auf seine Praxis Ausdruck fand. Seine ärztlichen Kollegen waren anfangs skeptisch und die "Royal Society of Public Health" lehnte eine Publikation des Jennerschen Vakzinierungsexperiments ab. Dies konnte jedoch die Verbreitung der Methode nicht verhindern und schon wenige Jahre später waren mehrere Millionen Europäer geimpft und die Pockenmorbidität ging deutlich zurück. Die Beobachtungen von Jesty, Böse, Plett und Jenner sowie deren praktische Umsetzung durch Jenner markieren den ersten Meilenstein einer segensreichen und überaus erfolgreichen Entwicklung, nämlich der systematischen Bekämpfung von Infektionskrankheiten durch präventive Immunisierung (Tabelle 1.1).

Zu Beginn des 19. Jahrhunderts führte Sacco Jenners Methode in Italien ein. In Berlin wurde 1802 die erste staatliche Impfanstalt zur Gewinnung des Pockenimpfstoffes gegründet und 1807 wurde die Pockenimpfung in Bayern und Hessen als Pflichtimpfung eingeführt. Durchgreifender Erfolg stellte sich aber erst ein, nachdem 1874 als Folge einer verheerenden Pockenepidemie in Deutschland (175.000 Erkrankungen mit mehr als 100.000 Todesfällen zwischen 1871 und 1873) das Reichsimpfgesetz erlassen wurde. Es ermöglichte gezielte Massenimpfungen, die 1926 zur Ausrottung der Pocken in Deutschland führten. Schließlich trat im August 1976 der weltweit letzte Fall von Pocken auf. Die Pocken waren somit die erste Infektionskrankheit, die durch Impfungen systematisch bekämpft wurden und auch die erste (und bislang einzige) Infektionskrankheit, die durch Impfungen ausgerottet wurde.

Jahr	Lebendimpf-stoff	Totimpfstoff	Komponenten-Impfstoff	Gentechnischer Impf-stoff
1774/1796	Pocken			
1885	Tollwut			
1896		Typhus		
1896		Cholera		
1897		Pest		
1923			Diphtherie	
1926		Pertussis		
1927	Tuberkulose		Tetanus	
1935	Gelbfieber			
1936	Influenza			
1955		Poliomyelitis		
1960	Poliomyelitis			
1967	Mumps			
1968	Masern			
1969	Röteln			
1971			Influenza (Reassortant)	
1971		FSME		
1974	Varizellen			
1975	Typhus			
1977			Pneumokokken (14-valent)	
1980			FSME	
1981			Hepatitis B (Plasma)	
1981			Pertussis (azellulär)	
1982			Meningokokken (tetravalent)	
1983			Pneumokokken (23-valent)	
1985			Hib (Polysaccharid)	
1986				Hepatitis B
1987			Hib (Konjugat)	
1992			Hepatitis A	
1998				Rotavirus

Tab. 1.1: Meilensteine in der Entwicklung von Impfstoffen in der Humanmedizin.

Etwa 80 Jahre nach Jenners erfolgreicher Einführung der Pockenimpfung entdeckte Louis Pasteur in Paris ein weiteres Grundprinzip der Immunität: Die Attenuierung eines Infektionserregers, die eine Schwächung der Virulenz bei Aufrechterhaltung seiner Immunogenität bewirkte. Pasteur arbeitete zwischen 1870 und 1880 mit *Pasteurella multocida*, dem Erreger der Hühnercholera. Er fand zufällig heraus, daß eine mehrere Tage unbeaufsichtigte Pasteurella-Kultur an Virulenz verlor und damit infizierte Hühner spätere Infektionen mit vollvirulenten Keimen überlebten. Pasteur postulierte, daß er ein allgemeingültiges Prinzip aufgedeckt hätte und in der Tat gelang es ihm, auf dieselbe Art und Weise *Bacillus anthracis*, den Erreger des Milzbrands, zu attenuieren. Im Jahr 1881, also nur 5 Jahre nach Entdeckung von *Bacillus anthracis* durch Robert Koch, war die Vakzine einsatzbereit. Da Pasteur damals wegen seiner Arbeiten starker öffentlicher Kritik ausgesetzt war, demonstrierte er seine Vakzine in einem öffentlichen Experiment. Zuvor geimpfte bzw. nicht geimpfte Kontrollschafe wurden mit Sporen von *Bacillus anthracis* infiziert. Alle geimpften Tiere überlebten, die nicht geimpften starben binnen weniger Tage. Angespornt durch diesen Erfolg entwickelten Pasteur und sein Mitarbeiter Émile Roux eine attenuierte Tollwutvakzine. Rückenmark tollwütiger Tiere verlor durch Lufttrocknung weitgehend seine Infektiosität. Suspensionen des Rückenmarks, Hunden subkutan injiziert, verlieh diesen Schutz vor Tollwut bei Exposition mit virulenten Viren.

Nachdem an 50 Hunden die Methode standardisiert war, folgte am 6. Juli 1885 der erste Einsatz am Menschen. Der Elsässer Junge Joseph Meister war 14 mal von einem tollwütigen Hund gebissen worden und erhielt von Pasteur ingesamt 13 Impfungen binnen 10 Tagen. Der Junge blieb gesund. In der Folge fand diese Form der Vakzinierung verständlicherweise rasche Verbreitung (auch wenn sie nicht immer erfolgreich war), war doch die Tollwut damals wie heute eine obligat tödliche Erkrankung.

Die erste Totvakzine wurde 1886 von Salmon und Smith in den USA entwickelt, die durch Hitzeinaktivierung tierpathogenen "Choleraviren" (heute: Salmonellen!) Avirulenz verliehen und sie als Impfstoffe erfolgreich bei Tauben einsetzten.

Im Jahr 1888 erkannten Roux und Alexander Yersin daß die Pathogenität der Diphtheriebakterien auf der Produktion eines Toxins beruhte. Sie schufen damit die Grundlage für Emil von Behrings Experimente, der Überstände flüssiger Diphtheriebakterienkulturen in Meerschweinchen injizierte und diese einige Wochen später zur Ader ließ. Das dabei gewonnene Antiserum verlieh nach Injektion in andere Meerschweinchen diesen Immunität gegenüber Diphtherie. Behring hatte somit - ohne damals die immunologischen Grundlagen zu kennen - die passive Immunisierung entwickelt und erhielt dafür 1901 den Nobelpreis.

Gegen Ende des 19. Jahrhunderts mündeten die bahnbrechenden Experimente von Pasteur, Roux, Salmon und Smith in der rasch aufeinanderfolgenden Entwicklung von Totvakzinen gegen Typhus (Pfeiffer und Kolle), Cholera (Kolle) und Pest (Yersin und Haffkine). Zu Beginn des 20. Jahrhunderts wurde die Diphtherie mit gleichzeitiger Verabreichung von Diphtherietoxin und -antitoxin (Behring, Smith), sozusagen durch simultane aktiv-passive Immunisierung bekämpft, ehe Ramon 1923 durch chemische Modifizierung Diphtherietoxin in ein avirulentes aber immunogenes Toxoid verwandelte, welches in ähnlicher Weise bis heute zur aktiven Immunisierung gegen Diphtherie verwendet wird. Analog dazu wurde ab 1927 Tetanustoxoid zur Bekämpfung des Wundstarrkrampfs verwendet.

Die nächste Lebendvakzine nach Pasteurs Tollwutimpfstoff war der Tuberkuloseimpfstoff (BCG = Bacillus Calmette-Guérin), den die Franzosen Calmette und Guérin von 1908 bis 1921 entwickelten und der ab 1927 allgemein zur Verfügung stand.

Nach der Entdeckung des Keuchustenerregers 1906 durch Bordet und Gengou (*Bordetella pertussis*) setzten intensive Bemühungen ein, diese wegen ihrer hohen Säuglingsletalität gefürchtete Erkrankung durch Impfung zu verhüten. Im Jahr 1926 konnte Madsen erstmals einen klinischen Feldversuch auf den Faröerinseln mit einer Totvakzine durchführen, die in dieser Form als sogenannte "Ganzkeimvakzine" in vielen Ländern bis heute Verwendung findet.

Erst in den späten 70er Jahren wurden in Japan, später auch in den USA und Europa, Pertussis-Komponenten-Vakzinen ("azellulär") entwickelt, die nach umfangreichen Wirksamkeitsstudien wegen ihrer besseren Verträglichkeit in den vergangenen Jahren in vielen Ländern die konventionellen Ganzkeimvakzinen abgelöst haben.

Der Grundstein für wesentliche Fortschritte auf dem Gebiet der antiviralen Vakzinen wurde durch die Vereinfachung der Virusanzucht 1931 gelegt. Goodpasture war es gelungen, Viren erfolgreich auf Hühnerembryonen zu züchten. Auf die bis dahin gebräuchlichen Anzuchtverfahren, die wegen Unverträglichkeiten (Mäusehirn) bzw. den hohen Kosten (Virusvermehrung in Frettchen) problematisch waren, konnte von nun an verzichtet werden. Binnen kürzester Zeit erfolgte daraufhin eine Verbesserung der Gelbfieberlebendvakzine (Theiler, 1937) sowie die Entwicklung einer Influenzatotvakzine 1936 durch Laidlow und Mitarbeiter.

Nach 1945 erleichterte die Einführung von neuen Zellkulturtechniken die Anzucht und Vermehrung von Viren beträchtlich und war somit für die Entwicklung zahlreicher neuer Virusvakzinen entscheidend. 1955 war der von Jonas Salk in den USA eingeführte trivalente, durch Formalin inaktivierte Poliomyelitis-Impfstoff die erste Vakzine, deren Entwicklung auf der Verfügbarkeit von Zellkulturen beruhte. Es folgte binnen weniger Jahre die Zulassung von Lebendvakzinen (attenuierte, vermehrungsfähige Viren) gegen Poliomyelitis (Sabin, 1960), Mumps (1967), Masern (1968) und Röteln (1969) in den USA. In den 70er Jahren folgte die Varizellenimpfung, die in Japan (OKA-Stamm) entwickelt wurde.

Ebenfalls in den 70er Jahren verbesserten Germanier und Fürer die Impfmöglichkeiten gegen Typhus. Die attenuierte Mutante Ty21a von *Salmonella typhi* kann oral appliziert werden und ist wesentlich preiswerter herzustellen als das frühere Produkt.

Im Jahr 1981 stand die erste Vakzine zur aktiven Immunisierung gegen Hepatitis B zur Verfügung. Sie enthielt das Oberflächenantigen des Virus (HBs), welches aus dem Plasma chronisch infizierter Menschen stammte. Da etwa zur selben Zeit die AIDS-Problematik bekannt wurde, wurde die Hepatitis B-Vakzine wegen ihres Herstellungsprozesses als potentiell gefährlich eingeschätzt. Die Verfügbarkeit gentechnischer Herstellungsmethoden erlaubte es dann, in Hefezellen geklontes HBs rekombinant zu produzieren. Im Jahr 1986 war dann die Hepatitis B Vakzine der Firma Merck der erste gentechnisch hergestellte Impfstoff.

Impfstoffe gegen die wichtigsten Erreger der eitrigen Hirnhautentzündung (Meningokokken, Pneumokokken und *Haemophilus influenzae* Typ b = Hib) wurden ebenfalls in den 70er Jahren entwickelt. Sie beinhalten als Antigene die Kapselpolysaccharide der entsprechenden Erreger bzw. Serotypen. Ein entscheidender Nachteil dieser Vakzinen war jedoch die mangelhafte Wirksamkeit bei Kindern unter 2 Jahren, da deren Immunsystem auf Polysaccharidantigene nicht mit einer T-zellvermittelten Produktion von Gedächtniszellen reagieren kann. Ein Ausweg wurde in den 80er Jahren dadurch gefunden, daß man das Kapselpolysaccharid von Hib an Proteine koppelte und durch diesen chemischen Trick das Immunsystem überlisten konnte. Die daraufhin erfolgte Zulassung sogenannter Hib-Konjugatimpfstoffe zu Beginn der 90er Jahre hat zu einem drastischen und segensreichen Rückgang der Hib-Meningitiden und anderen invasiven Hib-Infektionen (Sepsis, Epiglottitis) geführt. In ähnlicher Weise hergestellte Konjugatvakzinen gegen Pneumokokken und Meningokokken wurden kürzlich zugelassen.

Weitere bemerkenswerte Neuentwicklungen der letzten Jahre sind Impfstoffe gegen Hepatitis A, Konjugatimpfstoffe gegen Pneumokokken und Meningokokken sowie gegen den weltweit bedeutendsten viralen Erreger von Gastroenteritiden bei Säuglingen und Kleinkindern, das Rotavirus. Mit Hilfe der Impfung gegen Rotaviren sollte es zu-

künftig möglich sein, die hohe Morbidität und in zahlreichen Ländern auch hohe Letalität durch Rotavirusinfektionen wirksam zu bekämpfen.

Insgesamt hat die Einführung aktiver Immunisierungen in den Ländern, in denen sie flächendeckend und konsequent eingesetzt wurden, zu einem erheblichen Rückgang der Morbidität (und Letalität) an Infektionskrankheiten geführt. Ein eindrucksvolles Beispiel dafür liefern die Zahlen des Centers for Disease Control der USA, die in Tabelle 1.2 wiedergegeben sind.

Erkrankung	Maximale jährliche Erkrankungen[+]	Erkrankungen 1996	% Rückgang
Diphtherie	206.939	1	-99,99
H. influenzae (invasive Erkrankungen)	20.000*	276	-98,62
Masern	894.134	488	-99,95
Mumps	152.209	658	-99,56
Pertussis	265.269	6467	-97,56
Poliomyelitis	21.269	0	-100
Röteln	57.686	210	-99,64
Rötelnembryopathie	20.000*	2	-99,99
Tetanus (Todesfälle)	1.560	27	-98,27

Tab. 1.2: Impferfolge am Beispiel der USA, * geschätzt, [+] vor Einführung der Impfung.

Allgemeine Grundlagen

2. Allgemeine Grundlagen

2.1. Immunologische Grundlagen

2.1.1. Angeborene Immunität

Der menschliche Organismus besitzt eine angeborene, natürliche Resistenz gegenüber Mikroorganismen. Diese unspezifische Immunität wird durch Haut und Schleimhäute als mechanische Barrieren sowie durch lösliche Faktoren (z.B. Lysozym, Komplementsystem, Akut-Phaseproteine) und Zellen (Phagozyten, natürliche Killerzellen u.a.) vermittelt.

2.1.2. Erworbene Immunität

Gelingt es einem Infektionserreger die natürliche Immunität zu überwinden und eine Infektion (symptomatisch oder asymptomatisch) auszulösen, so führt dies zur Stimulierung des spezifischen Immunsystems. Hierbei unterscheidet man eine humorale (Antikörper-vermittelte) und eine zelluläre Immunantwort.

Die humorale Immunität wird durch Bestandteile des Infektionserregers mit antigenem Charakter (Proteine, Lipoproteine und Polysaccharide) ausgelöst. Sogenannte Antigen-präsentierende Zellen wie z.B. Makrophagen oder dendritische Zellen exprimieren auf ihrer Oberfläche die "fremden" Moleküle. B-Lymphozyten und T-Helfer-Lymphozyten, welche zufällig komplementäre Oberflächenrezeptoren (B-Lymphozyten: Antikörper, T-Lymphozyten: Antigenrezeptoren) besitzen, erkennen die Antigenmoleküle als "fremd". Unter dem Einfluß der T-Helferzellen werden die B-Zellen zur klonalen Proliferation angeregt (Abb. 2.1).

Sie wandeln sich in Plasmazellen um, die zunächst spezifische IgM-, später auch IgG-Antikörper bilden. Diesen Vorgang nennt man **primäre Immunantwort**. Ein Teil der B-Lymphozyten wandelt sich in sogenannte Gedächtniszellen, die eine dauerhafte, oft lebenslange Immunität vermitteln. Ferner zeichnet die Gedächtniszellen aus, daß sie eine starke Affinität gegenüber dem sie prägenden Antigen besitzen. Kommt es nun zu einem späteren Zeitpunkt zu erneutem Kontakt mit dem gleichen Antigen, z.B. bei wiederholter Infektion mit dem gleichen Erreger, so proliferieren die Gedächtniszellen rasch und quantitativ ausgeprägter als nach dem Erstkontakt. Dies bezeichnet man als **sekundäre Immunantwort**. Sie besteht überwiegend aus der Bildung von IgG-Antikörpern, während IgM-Antikörper nur noch in geringem Maße erscheinen (Abbildung 2.2).

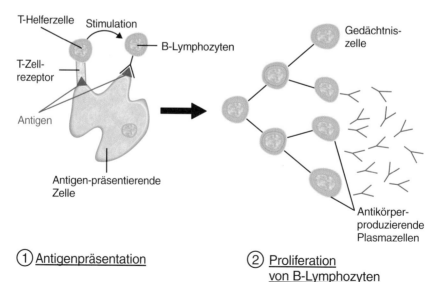

① Antigenpräsentation

② Proliferation von B-Lymphozyten

Abb. 2.1: Klonale Proliferation der B-Zellen unter dem Einfluß der T-Helferzellen.

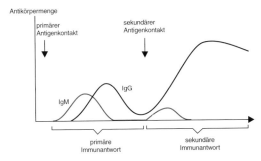

Abb. 2.2: Primäre und sekundäre Immunantwort.

Im Idealfall bleibt nun die erneute Infektion klinisch unbemerkt, da die rasche Antikörpersynthese die Vermehrung und Ausbreitung des Infektionserregers verhindert.

Im Gegensatz zu den eben geschilderten Vorgängen unter Einbeziehung von T-Helferzellen (T-Zell-abhängige Immunantwort) führen Lipoprotein- und insbesondere Polysaccharid-Antigene zu einer T-Zell-unabhängigen Immunantwort. Dies hat zur Folge, daß nach erstem Antigenkontakt vorwiegend die Bildung von IgM-Antikörpern induziert wird, der switch zu IgG-Antikörpern und vor allem die Induktion von Gedächtniszellen aber unterbleibt. Deswegen unterscheidet sich bei erneutem Antigenkontakt die Immunantwort praktisch nicht von der nach Erstkontakt. Eine sekundäre Immunantwort bleibt aus (Abbildung 2.3).

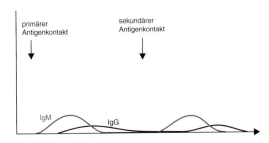

Abb. 2.3: T-Zell-unabhängige Immunantwort.

Dies hat weitreichende Konsequenzen bei Erkrankungen mit Infektionserregern, deren wesentliche Virulenzfaktoren Polysaccharide sind (z.B. Pneumokokken, Meningokokken, bekapselte *Haemophilus influenzae*).

Während Antikörper als Effektoren der humoralen Immunantwort freies Antigen binden können, sind T-Lymphozyten als Vermittler der zellulären

Immunität auf die Präsentation des Antigens gemeinsam mit MHC-Molekülen (Major Histocompatibility Complex) angewiesen. So erkennen T-Helferzellen (CD4-positiv) Antigene nur in Verbindung mit MHC-Molekülen der Klasse II, die von Antigen-präsentierenden Zellen getragen werden. Auf diese Weise erkennen T-Helferzellen beispielsweise einen Makrophagen, der einen Infektionserreger phagozytiert hat und nach proteolytischer Spaltung die hochimmunogenen Peptidantigene des Erregers auf der Zelloberfläche präsentiert. Wie oben ausgeführt, stimulieren die CD4-positiven T-Helferzellen dann die Antikörpersynthese durch B-Lymphozyten, die an die gleiche Antigen-präsentierende Zelle (in unserem Beispiel ein Makrophage) angedockt haben.

Im Gegensatz dazu erkennen die CD8-positiven zytotoxischen T-Zellen Antigene in Verbindung mit MHC-Molekülen der Klasse I, wie sie von allen kernhaltigen Zellen getragen werden. Wenn sich nun beispielsweise auf der Oberfläche einer Zelle, die durch Viren oder intrazelluläre Bakterien infiziert ist, ein fremdes Antigen befindet, so wird die Zelle durch zytotoxische T-Zellen erkannt und zerstört.

2.2. Passive Immunisierung

2.2.1. Definition

Unter einer passiven Immunisierung versteht man die Übertragung von Spender-Antikörpern auf den zu schützenden Empfänger. Dabei handelt es sich weit überwiegend um Antikörperpräparate vom Immunglobulintyp G (IgG), die entweder von

• Menschen (homolog) oder

• Tieren (heterolog)

stammen. IgA- und IgM-Antikörper sind nur in sehr geringen Mengen enthalten (< 5 %).

2.2.2. Herstellung und Indikationen

Humane Immunglobulinpräparate werden durch Ethanol-Fraktionierung (Cohn'sche Methode) aus dem gepoolten Plasma zahlreicher gesunder Spender gewonnen.

Werden die Spender wegen besonders hoher Antikörpertiter gegen einen bestimmten Infektionserreger bzw. Virulenzfaktor (Toxin o.ä.) ausgewählt, so kann ein **spezifisches Immunglobulin** (Hyperimmunglobulin) gewonnen werden. Indikationen für die Gabe von spezifischen Immunglobulinen sind:

- prä- oder postexpositionelle Prophylaxe bestimmter Erkrankungen bei Personen, die selbst über keine Immunität gegenüber der jeweiligen Erkrankung verfügen und für die diese Erkrankung mit besonderen Risiken verbunden ist
- prä- oder postexpositionelle Prophylaxe seltener, aber gefährlicher Erkrankungen, wenn es für eine aktive Immunisierung zu spät ist (z.B. Tollwut, Frühsommermeningoenzephalitis)
- Frühtherapie zur Neutralisierung von Toxineffekten (z.B. Diphtherie, Tetanus)

Beispiele für Indikationen zur spezifischen Immunglobulinprophylaxe sind in Tabelle 2.1 angeführt.

Neben den spezifischen Immunglobulinen gibt es sogenannte **Standardimmunglobuline**, für deren Herstellung die individuellen Antikörpertiter der

Spender von geringer Bedeutung sind. Sie finden ihre Anwendung

- als Substitution bei Immunglobulinmangelzuständen
- zur Behandlung von Autoimmunerkrankungen (z.B. idiopathische Thrombozytopenie), der Rhesus-Inkompatibilität bei Neugeborenen und des Kawasaki-Syndroms

Standardimmunglobuline können wegen ihres ausreichend hohen Antikörpergehalts auch zur prä- und postexpositionellen Masernprophylaxe eingesetzt werden (☞ Kap. 4.7.).

Heterologe Immunglobuline werden gegen spezifische Toxine hergestellt, indem man Tiere (z.B. Pferde) mit dem entsprechenden Toxin immunisiert und später die induzierten Antikörper durch Blutentnahmen gewinnt. Da heterologe Immunglobuline allergisierend wirken, werden sie nur gegen Infektionen (bzw. Intoxikationen) verwendet,

Erkrankung	Produkt	Dosierung	Applikation
Frühsommer-meningo-enzephalitis	FSME-Bulin s	präexpositionell: 0,05 ml/kgKG	i.m.
		postexpositionell: 0,2 ml/kgKG	i.m.
	Encegam	postexpositionell: 0,2 ml/kgKG	i.m.
Hepatitis A	Gammabulin A Immuno s*	prä- und postexpositionell: 2 ml (altersunabhängig)	i.m.
Hepatitis B	Hepatitis-B-Immunglobulin[+]	postexpositionell: 0,06 ml/kgKG (Neugeborene: 1 ml Gesamtdosis)	i.m.
	Hepatect[+]	postexpositionell: 0,12-0,2 ml/kgKG (Neugeborene: 0,4 ml/kgKG)	i.v.
Röteln	Röteln-Immunglobulin	präexpositionell: 0,3-0,5 ml/kgKG	i.m.
		postexpositionell: 0,3 ml/kgKG (mindestens 15 ml!)	
Tetanus	Tetagam N[+] oder Tetanobulin s[+]	postexpositionell: 1 (-2) ml (altersunabhängig)	i.m.
Tollwut	Berirab[+]	postexpositionell: 0,14 ml/kgKG	i.m.
Varicella-Zoster-Virus Infektionen	Varicellon	postexpositionell: 0,2 ml/kgKG	i.m.
	Varitect	postexpositionell: 0,2-1,0 ml/kgKG	i.v.
Zytomegalie	Cytotect	präexpositionell: 1 ml/kgKG (mindestens 6x alle 2-3 Wochen)	i.v.

Tab. 2.1: Indikationen zur spezifischen Prophylaxe von Infektionskrankheiten durch Immunglobuline.
* Praktisch alle i.v. oder i.m. anwendbaren Immunglobulinpräparate enthalten ebenfalls spezifische Antikörper gegen Hepatitis A, Masern- sowie Mumps-Viren, manche auch gegen Röteln-Viren (zur Dosierung ☞ entsprechende Fachinformationen),
[+] gleichzeitig mit aktiver Immunisierung (simultane aktiv-passive Immunisierung).

für die keine homologen Spender verfügbar sind. Dazu zählen Infektionen mit

- *Corynebacterium diphtheriae* (Diphtherie)
- *Clostridium botulinum* (Botulismus)
- *Clostridium perfringens* (Gasbrand)

sowie diverse Schlangen- und Skorpion-Antitoxine. Sie werden im klinischen Alltag nur sehr selten verwendet.

Vor jeder Applikation von heterologen Immunglobulinen ist eine bestehende Allergie durch eine Vortestung auszuschließen! Dazu wird eine 1:100 Verdünnung des Immunglobulins (0,1 ml in 10 ml 0,9 % NaCl-Lösung) hergestellt und davon 1 Tropfen auf den volaren Unterarm getropft. Anschließend wird die Haut durch den Tropfen mit einer kleinen Injektionsnadel oder Lanzette angestochen und kurz angehoben. Als Negativkontrolle wird 1 Tropfen 0,9 % NaCl-Lösung verwendet. Im Falle einer Allergisierung zeigt sich nach 10-20 Minuten ein Bläschen mit rotem Hof. In diesem Falle darf das heterologe Immunglobulin nicht angewendet werden, ohne daß zuvor eine "Desensibilisierung", wie z.B. von der "American Academy of Pediatrics" empfohlen, durchgeführt wird (Tabellen 2.2 und 2.3).

Reihenfolge[+]	Verdünnung in 0,9 % NaCl	Menge in ml (i.v.)
1	1:1000	0,1
2	1:1000	0,3
3	1:1000	0,6
4	1:100	0,1
5	1:100	0,3
6	1:100	0,6
7	1:10	0,1
8	1:10	0,3
9	1:10	0,6
10	unverdünnt	0,1
11	unverdünnt	0,3
12	unverdünnt	0,6
13	unverdünnt	1,0

Tab. 2.2: Desensibilisierung vor Verwendung von heterologen Immunglobulinen (i.v.).
[+] Abstand jeweils 15 Minuten.

Reihenfolge[+]	Verdünnung in 0,9 % NaCl	Menge in ml	Applikation*
1	1:1000	0,1	i.d.
2	1:1000	0,3	i.d.
63	1:1000	0,6	s.c.
4	1:100	0,1	s.c.
5	1:100	0,3	s.c.
6	1:100	0,6	s.c.
7	1:10	0,1	s.c.
8	1:10	0,3	s.c.
9	1:10	0,6	s.c.
10	unverdünnt	0,1	s.c.
11	unverdünnt	0,3	s.c.
12	unverdünnt	0,6	i.m.
13	unverdünnt	1,0	i.m.

Tab. 2.3: Desensibilisierung vor Verwendung von heterologen Immunglobulinen (i.d., s.c., i.m.).
*i.d. = intradermal; s.c. = subkutan; i.m. = intramuskulär.
[+] Abstand jeweils 15 Minuten.

2.2.3. Anwendung, Wirkungsdauer und Verträglichkeit

Standardimmunglobuline gibt es zur intramuskulären (IgG-Konzentration ca. 160 mg/ml = 16 %) oder intravenösen (IgG-Konzentration ca. 50-60 mg/ml = 5-6 %) Anwendung.

Dabei ist zu beachten, daß Immunglobuline zur i.m.-Gabe nicht i.v. appliziert werden dürfen, da dies mit einer stark erhöhten Nebenwirkungsrate einhergeht. Intramuskulär anwendbare Immunglobulinpräparate müssen wegen des oft erheblichen Volumens (5 ml und mehr) in große Muskelpartien (meist ins Gesäß) appliziert werden. Auch spezifische Immunglobulinpräparate gibt es je nach Herstellungsverfahren für i.m. oder i.v. Applikation.

Eine Gegenüberstellung wesentlicher Merkmale von i.v bzw. i.m. anwendbaren Immunglobulinpräparaten ist in Tabelle 2.4 dargestellt.

Merkmal	i.v. Ig	i.m. Ig
Wirkungseintritt	sofort	binnen einiger Tage
Applizierbare Menge	unbegrenzt	maximal 20-30 ml
Preis (pro 1g)	ca. DM 70.-	ca. DM 200.-
Nebenwirkungen	< 5 %	< 5 %

Tab. 2.4: Wesentliche Merkmale intravenös (i.v.) bzw. intramuskulär (i.m.) anwendbarer Immunglobulinpräparate im Vergleich.

Die Wirkungsdauer der passiv übertragenen Immunglobuline ist dosisabhängig zeitlich begrenzt. Die Halbwertszeit von IgG beträgt etwa 6 Wochen. Die üblichen Dosisempfehlungen zur passiven Immunisierung sind so kalkuliert, daß eine Wirkungsdauer von mindestens 4 Wochen gesichert ist. Danach muß bei fortbestehender Indikation die Gabe wiederholt werden.

Nach der Verabreichung von Immunglobulinen muß ein Mindestabstand von 3 Monaten (bei hohen Dosen bis zu 9 Monate) vor der Applikation von bestimmten Lebendimpfstoffen, z.B. Masern-Mumps-Röteln Vakzine, eingehalten werden. Der Grund dafür ist, daß durch die Immunglobulingabe IgG-Antikörper transfundiert wurden, die zu einer raschen Neutralisation der im Lebendimpfstoff enthaltenen Impfviren führen und somit die aktive Stimulierung des Immunsystems des Impflings unterbleibt.

Darüber hinaus ist zu beachten, daß nach Immunglobulingabe eine evtl. anstehende serologische Diagnostik beim Empfänger für einige Wochen falsch-positive (transfundierte IgG-Antikörper!) Ergebnisse liefern kann. Es empfiehlt sich deshalb, bei ätiologisch unklaren Erkrankungen vor der Immunglobulingabe eine Serumprobe des Patienten zu asservieren.

Immunglobuline werden in der Regel sehr gut vertragen, insbesondere wenn die Infusionsgeschwindigkeit bei i.v.-Applikation in den ersten 20-30 Minuten nicht mehr als 1 ml/kgKG/Stunde beträgt. Anderenfalls steigt das Risiko für Nebenwirkungen wie z.B. Übelkeit, Erbrechen, Schwindel, und Fieber mit und ohne Schüttelfrost. In diesem Fall ist die Infusion sofort zu unterbrechen und nach Sistieren der Beschwerden mit reduzierter Geschwindigkeit fortzusetzen.

Anaphylaktische Reaktionen sind sehr selten und treten bei i.v. wie i.m. Gaben auf. Das Risiko scheint für Personen mit selektivem IgA-Antikörper-Mangel erhöht zu sein, wenn kein sicher IgA-freies Immunglobulinpräparat verwendet wird.

Da Immunglobuline von fremden Spendern stammen, werden sehr hohe Qualitätsansprüche, vor allem bezüglich der Sicherheit vor übertragbaren Erkrankungen, an sie gestellt:

- Die Spender müssen gesund sein und regelmäßig auf übertragbare Viruserkrankungen serologisch getestet werden (HIV, Hepatitis B und C)
- Mindestens 2 Verfahren zur Virusinaktivierung oder -eliminierung müssen vom Hersteller angewendet werden
- Die Chargennummer des Immunglobulinpräparates muß im Impfpaß des Empfängers **und** in den Krankenunterlagen des Arztes dokumentiert werden
- Die Hersteller sind neuerdings verpflichtet, die Herkunftsländer der Spender bekanntzugeben

2.3. Aktive Immunisierung

Das Prinzip der aktiven Immunisierung ist die Auseinandersetzung des Immunsystems des Impflings mit Impfantigenen. Dabei unterscheidet man

- **Lebendimpfstoffe**, die aus vermehrungsfähigen, attenuierten (abgeschwächte) Infektionserregern bestehen und
- **Totimpfstoffe**, die entweder abgetötete Infektionserreger oder spezifische, avirulente Antigene (meist Toxoide) beinhalten

Ziel einer aktiven Immunisierung ist es, durch gezielte Applikation der Antigene von Krankheitserregern nachfolgend Schutz des Impflings zu induzieren. Der Schutz besteht im Idealfall vor der Infektion mit dem Wilderreger, weil hierbei der Impfling im Falle einer Ansteckung auch als Infektionsüberträger ausfällt (Beispiel: Masernimpfung). Bei bestimmten Impfungen wird zwar nicht die Infektion, wohl aber die typische Erkrankung verhindert und dadurch die Ansteckungsfähigkeit des Impflings zumindest reduziert (Beispiel: Pertussisimpfung). Schließlich gibt es Impfungen, die zwar weder Infektion noch Erkrankung, wohl aber die gefürchteten Komplikationen durch Toxinneutralisation verhindern können (Beispiel: Diphtherieimpfung).

Verschiedene Faktoren beeinflussen die Effektivität von Impfstoffen:

- Quantität und Qualität der Impfantigene

- Applikationsart

- Zeitabstände zwischen Einzelimpfungen

- Alter des Impflings

- Vorbestehende Antikörper und/oder Gedächtniszellen

Die genannten Faktoren bedingen, daß für die meisten Impfstoffe individuelle Empfehlungen zur notwendigen Anzahl an Impfdosen, dem günstigsten Impfalter und Zeitabständen ("Impfschema") bestehen, die auf den Ergebnissen klinischer Prüfungen beruhen.

2.3.1. Lebendimpfstoffe

Sie imitieren im Impfling die natürliche Infektion, ohne daß es zum Vollbild der Erkrankung kommt. Die Vermehrung der attenuierten Erreger führt zu einer intensiven Stimulierung des humoralen und zellulären Immunsystems, die der einer natürlichen Infektion sehr ähnlich ist. Aus diesem Grund induzieren Lebendimpfstoffe schon bei einmaliger Anwendung in der Regel eine anhaltende, oft lebenslange Immunität.

In den ersten 6-12 Lebensmonaten werden Lebendimpfstoffe gewöhnlich nicht angewendet, da der Säugling noch maternale, über die Plazenta übertragene spezifische IgG-Antikörper besitzt, die die attenuierten Impfviren neutralisieren und dadurch den Impferfolg verhindern. Eine Ausnahme stellt die Lebendimpfung gegen Poliomyelitis dar (in Deutschland seit Anfang 1998, in der Schweiz und Österreich seit 2001 nicht mehr empfohlen), da diese oral angewendet wird und die Induktion der Darmimmunität nur wenig durch zirkulierende Serumantikörper beeinträchtigt wird. Ebenfalls schon ab dem Alter von 6 Monaten kann die Lebendimpfung gegen Gelbfieber (☞ 5.11.) eingesetzt werden, da in der einheimischen Bevölkerung praktisch keine Immunität besteht und somit auf Neugeborene keine Antikörper übertragen werden.

2.3.2. Totimpfstoffe

Sie bestehen aus inaktivierten (= abgetöteten) Bakterien oder Viren bzw. definierten antigenen Komponenten, z.B. Toxoide. Da die Immunogenität von Totimpfstoffen wesentlich schwächer ist als die der intakten Infektionserreger, sind meist mehrere Impfungen zur Grundimmunisierung sowie regelmäßige Auffrischungen (je nach Impfstoff alle 3 bis 10 Jahre) notwendig, um die Immunität aufrecht zu erhalten. Die Auffrischimpfungen nach abgeschlossener Grundimmunisierung ("priming") bewirken einen starken Antikörperanstieg im Sinne einer sekundären Immunantwort. Man spricht vom sogenannten "Boostereffekt".

2.4. Simultanimpfungen

Darunter versteht man die zeitgleiche Applikation von aktiven und passiven Impfstoffen. Dies kann dann indiziert sein, wenn ein sofortiger Schutz (passiv) notwendig ist und gleichzeitig eine eigene Immunität fehlt und aktiv aufgebaut werden soll. Der aktive Impfstoff darf aus o.g. Gründen jedoch keine Lebendvakzine sein.

Beispiele für aktiv-passive Simultanimpfungen sind die

- postexpositionelle Hepatitis B-Prophylaxe (bei Neugeborenen HBs-Antigen-positiver Mütter, nach Nadelstichverletzung u.ä.)

- postexpositionelle Tetanusprophylaxe nach Verletzung

- Tollwutprophylaxe nach Kontakt mit einem tollwutverdächtigen Tier

- FSME-Prophylaxe nach Zeckenstich in einem Endemiegebiet (ab dem Alter von 14 Jahren, ☞ 5.5.4.2.)

2.5. Zeitabstände zwischen Impfungen

Die Frage nach Zeitabständen zwischen Impfungen stellt sich einerseits bei mehrfach notwendigen Teilimmunisierungen mit dem gleichen Impfstoff und andererseits bei der Anwendung verschiedener Vakzinen.

2.5.1. Zeitabstände innerhalb einer Impfserie

Sind zum Erreichen des vollen Schutzes mehrere Teilimmunisierungen notwendig (Totimpfstoffe), so sind den entsprechenden Fachinformationen bzw. Gebrauchsinformationen ("Beipackzettel") der Hersteller die empfohlenen Impfabstände zu entnehmen. Meistens besteht eine komplette Grundimmunisierung aus 2 oder 3 Impfungen im Abstand von jeweils 4 Wochen gefolgt von einer weiteren Impfung nach 6-12 Monaten (Standardschema). In dringenden Fällen kann für bestimmte Impfstoffe alternativ ein sogenanntes Schnellimmunisierungsschema angewendet werden, beispielsweise vor Reise in ein FSME-Endemiegebiet. Hierbei werden binnen 3 Wochen die ersten 3 Immunisierungen durchgeführt (an den Tagen 0, 7 und 21), die zu einem akzeptablen Schutz führen, der dann durch eine weitere Impfung nach etwa 1 Jahr konsolidiert wird. Dabei ist jedoch zu bedenken, daß die quantitative Antikörperbildung im Vergleich zum Standardschema geringer ausgeprägt ist.

Generell gilt, daß die empfohlenen Zeitabstände im Rahmen einer Grundimmunisierung als **Mindestabstände** zu sehen sind und daß es **keine Maximalabstände** gibt. Der Merksatz "Jede Impfung zählt" findet jedoch eine praktische Einschränkung dadurch, daß eine verzögerte Impfserie auch die Ausbildung des Impfschutzes verzögert und daß bei langen Impfabständen die quantitative Antikörperausbeute ebenfalls beeinträchtigt ist.

> Exakte Angaben über die Effektivität einer vom empfohlenen Schema abweichenden Impfserie können aufgrund der unbegrenzt denkbaren Vielfalt von individuellen Impfschemata nicht gemacht werden.

2.5.2. Zeitabstände zwischen verschiedenen Impfstoffen

Grundsätzlich muß zwischen verschiedenen Totimpfstoffen kein Zeitabstand beachtet werden, ebensowenig zwischen Totimpfstoffen und Lebendimpfstoffen, sofern eventuell aufgetretene Nebenwirkungen der ersten Impfung wieder abgeklungen sind. Lediglich bei der Gabe verschiedener Lebendimpfstoffe müssen - wenn sie nicht gleichzeitig gegeben werden, was erlaubt ist - Mindestab-

stände beachtet werden, die in Tabelle 2.5 dargestellt sind.

1. Impfung	2. Impfung	Abstand
Polio (oral)	Typhus (oral)	*2 Wochen*
	Masern-Mumps-Röteln	4 Wochen
	BCG (Tuberkulose)	4 Wochen
	Gelbfieber	4 Wochen
	Varicella-Zoster-Virus	4 Wochen
Typhus (oral)	Polio (oral)	*3 Tage*
	Masern-Mumps-Röteln	keiner
	BCG (Tuberkulose)	keiner
	Gelbfieber	keiner
	Varicella-Zoster-Virus	keiner
Masern-Mumps-Röteln	Typhus (oral)	*keiner*
	Polio (oral)	4 Wochen
	BCG (Tuberkulose)	4 Wochen
	Gelbfieber	4 Wochen
	Varicella-Zoster-Virus	4 Wochen
BCG (Tuberkulose)	Typhus (oral)	*keiner*
	Polio (oral)	4 Wochen
	Masern-Mumps-Röteln	4 Wochen
	Gelbfieber	4 Wochen
	Varicella-Zoster-Virus	4 Wochen
Gelbfieber	Typhus (oral)	*keiner*
	Polio (oral)	4 Wochen
	Masern-Mumps-Röteln	4 Wochen
	BCG (Tuberkulose)	4 Wochen
	Varicella-Zoster-Virus	4 Wochen
Varicella-Zoster-Virus	Typhus (oral)	*keiner*
	Polio (oral)	4 Wochen
	Masern-Mumps-Röteln	4 Wochen
	BCG (Tuberkulose)	4 Wochen
	Gelbfieber	4 Wochen

Tab. 2.5: Zeitabstände zwischen Lebendimpfstoffen. Die Zeitabstände gelten nur, wenn die Vakzinen nicht gleichzeitig appliziert werden.

Die allgemeine Empfehlung, zwischen der Applikation von Lebendimpfstoffen die nicht gleichzeitig gegeben werden einen Mindestabstand einzuhalten, ist theoretischer Natur: Man befürchtet, die Immunantwort auf die erste Lebendimpfung könnte noch nicht abgeschlossen und der Erfolg der nächsten Lebendimpfung durch hohe Zytokinspiegel wie z.B. Interferon gefährdet sein.

Aus praktischen Gründen empfiehlt sich deshalb folgendes Vorgehen:

- alle für ein bestimmtes Alter vorgesehenen Routineimpfungen sollten möglichst gleichzeitig verabreicht werden, unabhängig davon, ob es sich um Lebendimpfstoffe oder Totimpfstoffe handelt
- ist eine zeitlich getrennte Applikation verschiedener Impfstoffe notwendig, so sollte der zeitliche Ablauf möglicher Nebenwirkungen berücksichtigt werden (☞ Kap. 3.4.). Das bedeutet, wenn möglich nach Gabe von Totimpfstoffen etwa 7 Tage, nach Lebendimpfstoffen etwa 14 Tage zu warten, ehe weitere Immunisierungen durchgeführt werden

2.6. Wirksamkeit und Verträglichkeit von Impfungen

2.6.1. Wirksamkeit

Die Wirksamkeit eines Impfstoffes ist heutzutage neben der nachgewiesenen Verträglichkeit und Sicherheit eine unabdingbare Voraussetzung für seine Zulassung. Dazu muß im Rahmen einer klinischen Studie der Nachweis erbracht werden, der im Idealfall durch die Bildung schützender Antikörper erfolgt. Voraussetzung dafür ist, daß ein serologisches Korrelat existiert. So kann beispielsweise bei einem Anti-Diphtherietoxinwert von > 0,1 IE/ml Serum ein sicherer Schutz vor Diphtherie angenommen werden.

Ist man nicht in der Lage, aus der Höhe bestimmter Antikörperwerte auf Schutz vor Erkrankung zu schließen (Beispiel: Pertussisschutzimpfung), muß der Wirksamkeitsnachweis durch Feldstudien erbracht werden. Dazu muß ein größeres Kollektiv freiwilliger Studienteilnehmer geimpft und nachbeobachtet werden. Aus der Reduktion der Erkrankungsinzidenz der Geimpften im Vergleich zu einem ungeschützten Kontrollkollektiv läßt sich dann nach der Formel

(Inzidenz bei Kontrollpatienten - Inzidenz bei Geimpften)/Inzidenz bei Kontrollpatienten

durch Multiplikation des errechneten Wertes mit dem Faktor 100 die Schutzrate in % bestimmen. Diese Studien sind zeitaufwendig, langwierig und teuer, aber notwendig.

Nach internationaler Übereinkunft erwartet man von einem guten Impfstoff eine Schutzrate von mindestens 80 %. Für einige Impfungen (z.B. gegen Tetanus oder *Haemophilus influenzae* Typ b Infektionen) betragen die Schutzraten nahezu 100 %.

Ein individueller Wirksamkeitsnachweis durch Antikörperbestimmung bei jedem Impfling ist nach Routineimpfungen nicht notwendig und aus Kostengründen auch nicht sinnvoll. Er ist deshalb nur in Sondersituationen, beispielsweise bei Hochrisikopatienten oder nach intensiver Immunsuppression, indiziert.

2.6.2. Verträglichkeit

Obwohl alle heute zugelassenen Impfstoffe eine gute bis sehr gute Verträglichkeit aufweisen, sind bestimmte Impfreaktionen zumindest bei einem Teil der Impflinge unvermeidbar. In aller Regel sind **Impfreaktionen** aber

- vorübergehend
- ungefährlich
- leicht zu tolerieren und
- ohne negativen Einfluß auf den Impferfolg

Grundsätzlich unterscheidet man

- lokale und
- systemische Impfreaktionen

wobei die lokalen Impfreaktionen in der Regel objektivierbar sind (Ausnahme: Schmerzen an der Impfstelle), wohingegen die meisten systemischen Impfreaktionen (Ausnahme: Fieberreaktion) einer subjektiven Bewertung unterliegen.

Art, Ausmaß und Häufigkeit von Impfreaktionen unterscheiden sich deutlich in Abhängigkeit vom Alter des Impflings und den verwendeten Impfstoffen.

Nach der Verabreichung von Totimpfstoffen werden typischerweise Lokalreaktionen wie Rötung,
Schwellung und Schmerzen an der Impfstelle beobachtet. Sie treten meist nach 12-48 Stunden in
Erscheinung und klingen binnen 1-4 Tagen wieder
ab. Sie beruhen teilweise auf einer Unverträglich-
keit von Zusatzstoffen (Adjuvantien), gelegentlich
auch auf der Bildung von Immunkomplexen aus
bereits vorhandenen Antikörpern und Impfantigenen (allergische Typ-III-Reaktion = Arthus-
Reaktion). Manche Totimpfstoffe, z.B. Pertussisvakzinen vom sogenannten Ganzkeimtyp, präde-
stinieren zu Fieberreaktionen, ebenfalls mit einem
Maximum am 1. oder 2. postvakzinalen Tag. Weitere unspezifische Reaktionen wie anhaltendes
Weinen oder Unleidlichkeit werden vorübergehend bei Säuglingen beobachtet, wohingegen bei
Kleinkindern und Schulkindern selten Allgemeinreaktionen auftreten. Erwachsene berichten im
zeitlichen Zusammenhang zu Impfungen gelegentlich über Kopfschmerzen. Es muß jedoch beachtet werden, daß diese subjektiven Allgemeinreaktionen auch unabhängig von Impfungen in den
jeweiligen Altersgruppen vorkommen und deshalb ein ursächlicher Zusammenhang zu einer bestimmten Impfung nur erkennbar ist, wenn ein
(idealerweise plazebokontrolliertes) Vergleichs-
kollektiv die Symptome seltener angibt.

Im Gegensatz zu Totimpfstoffen verursachen Lebendimpfstoffe deutlich seltener Lokalreaktionen.
Allerdings kann sich durch die Vermehrung der
geimpften, attenuierten Erreger nach einer ver-
kürzten Inkubationszeit eine mitigierte "Impf-
krankheit" manifestieren. So beobachtet man beispielsweise bei 20-30 % der Masern-Mumps-
Röteln Geimpften nach etwa 5-10 Tagen eine kurzzeitige Fieberreaktionen, bisweilen auch ein flüchtiges Exanthem ("Impfmasern" oder "Impfrö-
teln") oder eine leichte Schwellung einer Glandula
parotis ("Impfmumps"). Diese Erscheinungen
sind jedoch harmlos, wesentlich milder ausgeprägt
als die jeweilige Wildtyp-Infektion und **nicht an-
steckend** für die Umgebung des Impflings.

2.7. Impftechniken

Impfungen werden grundsätzlich entweder auf
eine Schleimhautoberfläche oder parenteral appliziert.

Als Mukosaoberflächen bieten sich an:

- Darm (nach oraler Gabe)
- Enddarm (rektale Gabe*)
- Respirationstrakt (intranasal, bronchial*)
- Vagina*

(*experimentell)

Parenterale Impfstoffe werden mittels Injektionsnadel appliziert:

- intradermal
- subkutan
- intramuskulär

Nur wenige kommerziell verfügbare Impfstoffe
eignen sich für die Applikation auf Schleimhaut-
oberflächen. Dazu zählen die Poliomyelitis-
Schluckimpfung nach Sabin (in Deutschland seit
Anfang 1998, in der Schweiz und Österreich seit
2001 nicht mehr empfohlen) sowie die Typhus-
Schluckimpfung unter Verwendung eines attenuierten *Salmonella typhi* Stammes. Mukosa-
impfungen bieten folgende Vorteile:

- geringere Kosten
- schmerzlose Anwendung
- neben der Serumimmunität wird eine Mukosa-
  immunität durch Bildung spezifischer IgA-An-
  tikörper induziert

Die Tatsache, daß Impflinge die Erreger vorübergehend im Stuhl ausscheiden, kann positive (Er-
zeugung einer Immunität in der Umgebung), aber
auch negative Auswirkungen haben. Letzteres deswegen, weil die attenuierten Impferreger in seltenen Fällen durch die Darmpassage wieder an Virulenz gewinnen können und dadurch beim Impfling oder seinen Kontaktpersonen Erkrankungen
auslösen können (z.B. die sog. "Vakzineassoziierte
paralytische Poliomyelitis" = VAPP).

Die meisten Totimpfstoffe zur parenteralen Anwendung enthalten Adjuvantien. Diese als Adsorbatimpfstoffe bezeichneten Produkte müssen intramuskulär injiziert werden, da sie im subkutanen
Fettgewebe zu Granulomen, sterilen Abszessen
oder Zysten führen können. Bei Impfstoffen in
Ampullen muß nach dem Aufziehen die großlu-

mige Kanüle (Nr. 1 Luer) gewechselt werden, da diese äußerlich mit Impfstoffbestandteilen benetzt ist und bei Verwendung als Injektionskanüle im Stichkanal Lokalreaktionen hervorrufen würde. Es empfiehlt sich zur Injektion eine kleinlumige (=geringer schmerzhafte) Kanüle (z.B. Nr. 18 Luer, 0.50 x 23 mm) zu verwenden (Abb. 2.4). Manche Impfstoffe werden bereits in Fertigspritzen mit oder - vorzugsweise - ohne fest aufgesetzte Injektionskanüle zur unmittelbaren Applikation angeboten.

> In besonderen Situationen, z.B. bei erhöhter Blutungsneigung des Impflings (Hämophilie, Antikoagulantientherapie), dürfen Totimpfstoffe ausnahmsweise subkutan verabreicht werden.

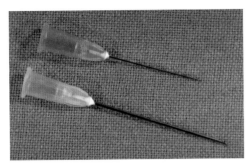

Abb. 2.4: Großlumige Kanüle zum Aufziehen des Impfstoffes (unten) und kleinlumige zur Injektion (oben).

Lebendimpfstoffe enthalten keine Adjuvantien und dürfen deshalb entsprechend den Angaben in der Gebrauchsinformation subkutan oder intramuskulär injiziert werden.

Impfstoffe, die lyophilisiert (gefriergetrocknet) konfektioniert sind, müssen mit Hilfe des beiliegenden Lösungsmittels in eine flüssige Form gebracht werden. Dabei ist zu beachten, daß das Lyophilisat **vollständig** aufgelöst wird.

Die BCG-Vakzine gegen Tuberkulose ist derzeit in Deutschland, Österreich und der Schweiz der einzige Impfstoff zur ausschließlich intradermalen Anwendung. Hierzu muß eine Nr. 18 Luer Injektionsnadel verwendet werden, um die versehentliche subdermale Applikation von Impfstoff zu vermeiden, da diese mit großer Wahrscheinlichkeit zu einem Impfulkus führt.

Die Wahl der richtigen Impfstelle ist einfach. **Subkutane und intradermale Impfungen** können praktisch an jeder beliebigen Körperstelle verabreicht werden. Es bietet sich an, altersunabhängig in das Subkutangewebe bzw. intradermal im Bereich des nicht-dominanten (Ober)armes zu impfen.

Bei **intramuskulären Impfungen** wählt man die Impfstelle in Abhängigkeit vom Alter des Patienten.

▶ Säuglinge

• Intramuskuläre Impfungen werden vorzugsweise in den anterolateralen Oberschenkel links oder rechts appliziert (Abb. 2.5). Sind mehr als 2 intramuskuläre Injektionen indiziert, kann auch in den M. deltoideus geimpft werden

• Das Gesäß ist als Impfstelle grundsätzlich zu vermeiden, da einerseits (selten) Verletzungen des N. ischiadicus vorkommen und andererseits nicht immer sicher in die Muskulatur injiziert wird

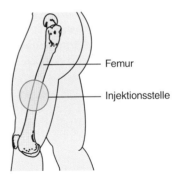

Femur

Injektionsstelle

Abb. 2.5: Injektionsstelle für intramuskuläre Impfungen in den Oberschenkel.

▶ Gehfähige Kleinkinder und ältere Impflinge

• Intramuskuläre Impfungen sollten in den M. deltoideus des nicht-dominanten Armes erfolgen (Abb. 2.6). Sind zwei Injektionen notwendig, sollte der Impfstoff mit der erfahrungsgemäß höheren Rate lokaler Nebenwirkungen in den nicht-dominanten Arm appliziert werden

• Intramuskuläre Injektionen in den Oberschenkel sind bei Kindern jenseits des Säuglingsalters nur in Ausnahmefällen durchzuführen, da bei Nebenwirkungen unter Umständen für einige

Tage das Laufen verweigert wird. Dies beunruhigt die Eltern wesentlich mehr, als wenn vorübergehend ein Arm geschont wird

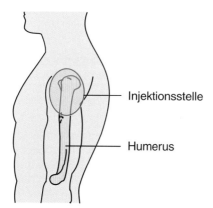

Abb, 2.6: Injektionsstelle für intramuskuläre Impfungen in den Oberarm.

Vor einer Injektionsimpfung sollte zur Vermeidung eines späteren Abszesses an der gewählten Impfstelle die Haut mit einer 70 % Alkohollösung desinfiziert werden.

Jeder Impfstoff sollte vor Injektion einige Minuten bei Raumtemperatur verweilen oder durch kurzes Halten in der Hand angewärmt werden. Die nachfolgende Injektion ist dann deutlich schmerzärmer.

Formale Grundlagen

3. Formale Grundlagen

3.1. Impfstoffherstellung

▶ Totimpfstoffe

Sie bestehen aus abgetöteten kompletten Bakterien oder Viren bzw. antigenen Bestandteilen. Zur Inaktivierung werden Hitze oder chemische Prozesse (z.B. Formaldehyd, Phenole u.a.) angewendet, die die Erreger abtöten bzw. Toxine in Toxoide umwandeln, ohne deren Antigencharakter wesentlich zu verändern. Ferner gibt es erste Impfstoffe, die durch gentechnologische Verfahren produziert werden. So ist beispielsweise das Hepatitis B Virus Oberflächenantigen (HBs) in den entsprechenden Impfstoffen ein Produkt gentechnisch manipulierter Hefezellen. Mit weiteren Vakzinen, bei deren Herstellung gentechnische Verfahren verwendet werden, ist in den nächsten Jahren zu rechnen. Um die Antigenität der Totimpfstoffe zu erhöhen, werden sie an Adjuvantien (meist Aluminiumhydroxid bzw. -phosphat) adsorbiert. Durch Zusatz von Stabilisatoren (z.B. Albumin oder Gelatine) wird das Auskristallisieren von Antigenen verhindert. Auf Konservierungsmittel (meist Merthiolat = Thiomersal, eine Quecksilberverbindung, oder Phenol) kann dagegen unter modernen, sterilen Herstellungsbedingungen heutzutage verzichtet werden.

▶ Lebendimpfstoffe

Sie enthalten vermehrungsfähige, attenuierte Bakterien oder Viren. Die Attenuierung erfolgt nach standardisierten Verfahren, z.B. durch mehrere Zellkulturpassagen, während denen spontane, weniger virulente Mutanten der Erreger selektiert werden. Auch durch gentechnische Manipulation können bestimmte Virulenzfaktoren ausgeschaltet werden (z.B. oraler Typhus-Impfstoff), ohne daß gleichzeitig die Antigenität des Erregers verloren geht. Virale Lebendimpfstoffe enthalten oftmals noch geringe Mengen an Antibiotikarückständen (z.B. Neomycin), die den Zellkulturen zur Verhinderung einer bakteriellen Kontamination beigefügt werden und herstellungstechnisch nicht vollständig entfernt werden können. Diese können in seltenen Fällen allergisierend wirken. Andere Virusimpfstoffe enthalten Fremdeiweiße, meistens Hühnereiweiß, wenn diese zur Anzucht der Viren benötigt werden. Sie sind bei entsprechend sensi-bilisierten Patienten nur mit Einschränkung verwendbar (☞ Kapitel "Masern-Mumps-Röteln", "FSME", "Influenza" und "Gelbfieber").

Impfstoffe werden nach Bedarf in größeren Mengen, den sogenannten Chargen, produziert. Dazu besitzen Impfstoffhersteller bestimmte Erregerstämme, die besonders genau charakterisiert sind und oftmals biologische Besonderheiten aufweisen, die sie wertvoll machen (z.B. hohe Antigenität u.ä.). Für die einzelnen Schritte einer Chargenproduktion müssen vom Hersteller genau festgelegte, standardisierte Verfahren verwendet werden, die regelmäßigen internen und externen Qualitätskontrollen nach den Richtlinien des "Good Manufacturing Practice" unterzogen werden. Einzelne Chargen müssen schließlich einer Reinheits- und Toxizitätsüberprüfung unterzogen werden. Bei Lebendimpfstoffen ist zusätzlich der Nachweis der Konstanz der Attenuierungsmerkmale notwendig. Ist eine Produktionscharge von Seiten des Herstellers einsatzbereit, erfolgt die Beantragung einer staatlichen Chargenfreigabe.

3.2. Prüfung und Zulassung von Impfstoffen

Impfstoffe werden in Deutschland durch das Paul-Ehrlich-Institut, Bundesamt für Sera und Impfstoffe, zugelassen. Wird von einem Vakzinehersteller die Zulassung eines neuen Impfstoffs erstmals beantragt, müssen verschiedene Voraussetzungen erfüllt sein:

- Nachweis der Sicherheit der Vakzine
- Nachweis der Verträglichkeit der Vakzine
- Nachweis der Wirksamkeit der Vakzine

Der **Sicherheitsnachweis** (Ausschluß von Toxizität) erfolgt entweder, falls unvermeidbar, durch experimentelle Untersuchungen an Versuchstieren, oder durch in vitro Experimente. Dies gilt für jede neue Charge eines Impfstoffes.

Die **Verträglichkeit** der Vakzine wird an freiwilligen Versuchspersonen untersucht. In den sogenannten Phase-II Studien sind dies eine begrenzte Anzahl gesunder Erwachsener, in Phase-III und –IV dann die eigentliche Zielpopulation der Vakzine, also beispielsweise Säuglinge. Valide Resultate werden insbesondere in doppelblind-randomisierten, plazebo-kontrollierten Studien erhoben. Diese sind aus ethischen Gründen aber nicht immer durchführbar. Deshalb muß bei der Bewertung der Verträglichkeit von Vakzinen in Studien ohne Kontrollgruppe immer bedacht werden, daß ein Teil der "Nebenwirkungen" in Wirklichkeit unabhängig von der Impfung zu sehen ist (☞ Kap. 3.4.). Dennoch findet man in den Gebrauchs- und Fachinformationen von Impfstoffen (wie bei Medikamenten allgemein) "seltene Nebenwirkungen" angeführt, ohne daß ein ursächlicher Zusammenhang zur entsprechenden Vakzine nachgewiesen wäre. Dies hat juristische Gründe, da der impfende Arzt gezwungen ist, auf die entsprechende(n) "Nebenwirkung(en)" im Aufklärungsgespräch hinzuweisen und der Hersteller von Schadensersatzleistungen somit entlastet ist (☞ Kap. 3.3.).

Der **Wirksamkeitsnachweis** einer Vakzine ist ein wesentlicher Bestandteil des Zulassungsverfahrens. Dazu ist es notwendig, entweder durch postvakzinale Antikörperbestimmungen im Studienkollektiv oder durch prospektive Feldstudien zu belegen, daß die Vakzine vor der entsprechenden Erkrankung tatsächlich ausreichend schützt. Kennt man ein serologisches Korrelat für den Schutz vor Erkrankung (z.B. Diphtherietoxin-Antikörperwerte von > 0,1 IE/ml), so ist der Wirksamkeitsnachweis unproblematisch zu erbringen. Ist ein serologisches Korrelat für eine bestimmte Vakzine jedoch nicht bekannt (z.B. Tuberkulose oder Pertussis), so muß in aufwendigen und teuren Studien der Nachweis der Wirksamkeit durch längere Beobachtung der Geimpften sowie eines ungeimpften Kontrollkollektivs erbracht werden. Die Wirksamkeit ergibt sich aus der prozentualen Verringerung der Erkrankungsrate bei den Geimpften. Diese Studien erfordern exakte Falldefinitionen der jeweiligen Erkrankungen und sind in ihrer Durchführung aus ethischer Sicht (ungeimpfte Kontrollgruppe!) bisweilen problematisch zu bewerten. Ein ethisch akzeptierbarer Ausweg kann die Gabe eines anderen (nachgewiesen effektiven) Impfstoffes an die Kontrollgruppe sein.

3.3. Untersuchung, Aufklärung und Beratung des Impflings

Vor jeder Impfung muß sich der Arzt versichern, daß die geplante Impfung indiziert, gewünscht und den individuellen Voraussetzungen des Impflings entsprechend weitestgehend gefahrlos durchführbar ist.

Dazu ist es notwendig, daß durch ein Anamnesegespräch und eine körperliche Untersuchung des Impflings eventuell bestehende **allgemeine Kontraindikationen** ausgeschlossen werden. Dazu zählen

- allergische Erscheinungen nach vorausgegangener Impfung mit dem gleichen oder einem ähnlichen Impfstoff

- akute Erkrankungen (Ausnahme: "banale Infekte")

- angeborene oder erworbene Immunschwäche (für Lebendimpfstoffe)

Für bestimmte Impfstoffe gilt eine Hühnereiweißallergie als relative Kontraindikation (☞ Kapitel "Masern-Mumps-Röteln", "FSME", "Influenza" und "Gelbfieber"). Darüber hinaus ist vor jeder Impfung individuell zu entscheiden, ob der gewählte Zeitpunkt günstig ist. So kann ein "banaler Infekt" beispielsweise bei einer zeitgleichen Meningokokken-Epidemie durchaus der Beginn einer schweren Erkrankung sein und deshalb Zurückhaltung mit einer Impfung geboten sein. Spätere Vorwürfe, die Impfung habe einen besonders komplizierten Verlauf einer zeitgleichen Erkrankung provoziert, lassen sich so vermeiden.

Dennoch gibt es leider auch weit verbreitete, durch Mißverständnis bzw. Unwissen bedingte *falsche* Kontraindikationen. Dazu gehören:

- Zustand nach Frühgeburtlichkeit

- Zustand nach Neugeborenenikterus

- Zustand nach prä-, peri- oder postpartalen Komplikationen

- Chronische Erkrankungen wie Neurodermitis, Mukoviszidose, Herzfehler, Chromosomenanomalien u.a.

- Aktuelle Schwangerschaft der Mutter des Impflings

- Krampfanfälle in der Familienanamnese

- Krampfanfälle in der Vorgeschichte des Impflings, wenn diese abgeklungen oder medikamentös gut eingestellt sind
- Ätiologisch geklärte ZNS-Erkrankungen
- Dauerbehandlung mit Antibiotika, z.B. bei rezidivierenden Harnwegsinfektionen

Lebendimpfungen werden oft *fälschlicherweise* zurückgehalten bei:

- Lokaler Behandlung (Haut, inhalativ) mit Kortikosteroiden
- Orale oder parenterale Gabe von Kortikosteroiden in niedriger Dosierung (< 2 mg/kgKG Prednison)

Bedauerlicherweise wird durch falsche Zurückhaltung von Impfungen gerade den Patienten, die besonders vom Impfschutz profitieren würden, da die entsprechenden Erkrankungen für sie oft außergewöhnlich schwer verlaufen, dieser vorenthalten.

Insbesondere Krampfanfälle in der Vorgeschichte sind immer wieder Anlaß für kontroverse Diskussionen in der Fachpresse. Hier gilt jedoch eindeutig die Empfehlung, daß lediglich Patienten mit Krampfanfällen ungeklärter Ätiologie und unzureichender medikamentöser Beherrschung der Symptomatik *vorübergehend* von Impfungen zurückzustellen sind. Ein kategorischer Ausschluß von bestimmten Impfungen bei diesen Patienten ist meines Erachtens aus ethischen und medizinischen Gründen nicht zu verantworten.

Vor jeder Impfung *muß* der Impfling bzw. seine Sorgeberechtigten über Nutzen, Risiken und Alternativen zur vorgesehenen Impfung aufgeklärt werden. Die **Aufklärung** muß folgende Voraussetzungen erfüllen:

- sie muß durch einen Arzt, idealerweise demjenigen, der die Impfung durchführen wird, erfolgen
- Umfang und Intensität hängen von den individuellen Gegebenheiten ab
- sie muß individuell patientenbezogen erfolgen, d.h., sprachliches und intellektuelles Niveau des Aufzuklärenden sind zu berücksichtigen
- es muß ausreichend Zeit verfügbar sein, damit der Aufzuklärende Fragen stellen kann

- sie muß mündlich erfolgen, wobei schriftliche Informationen (z.B. in Form von einem "Merkblatt" o.ä.) im Vorfeld durchaus nützlich und sinnvoll sind
- sie muß auf die Freiwilligkeit der geplanten Impfung(en) hinweisen, d.h., es darf nicht der Eindruck entstehen, sie sei ein unumgängliches "muß"

Im Besonderen sind im Rahmen des Aufklärungsgesprächs folgende Punkte zu berücksichtigen:

- Darstellung des Nutzens der geplanten Impfung(en). Dies beinhaltet Informationen über den zu erwartenden Erfolg der Impfung sowie die sachliche Darstellung der möglichen Folgen der Erkrankung bei Verzicht auf die entsprechende Impfung
- Aufzeigen eventuell vorhandener Alternativen zur Impfung (z.B. Expositionsprophylaxe, Chemoprophylaxe u.ä.)
- Art und Anzahl der notwendigen Impfungen zur Erzielung eines tragfähigen Schutzes
- Hinweise auf notwendige Vorsichtsmaßnahmen nach der Impfung beim Impfling selbst oder bei seinen Kontaktpersonen (☞ "Poliomyelitis")
- Art und Häufigkeit möglicher Nebenwirkungen und ihre Folgen. Dies muß alle denkbaren Nebenwirkungen umfassen, wobei die jeweiligen Fachinformationen als Leitfaden für den aufklärenden Arzt dienen

Die Aufklärung darf unmittelbar vor der geplanten Impfung stattfinden. Eine längere Bedenkzeit ist neuesten Urteilen zufolge **nicht** erforderlich.

Im Anschluß an das Aufklärungsgespräch muß das **Einverständnis zur Impfung** eingeholt werden. Dies kann mündlich erfolgen, in schriftlicher Form ist es aber vorzuziehen. In jedem Fall sollte schriftlich der Inhalt und Umfang des Aufklärungsgesprächs in den Patientenunterlagen vermerkt werden.

Auch die **Vorenthaltung einer indizierten Impfung** (z.B. unterlassener Hinweis auf die Möglichkeit der Verhinderung einer Rötelnembryopathie durch Schutzimpfung bei einer Frau im gebärfähigen Alter) kann strafrechtliche Konsequenzen haben.

Die hier ausgeführten Maßgaben sind ein Diktat unserer Rechtsprechung, die in jeder Impfung ohne gültiges Einverständnis den Tatbestand einer Körperverletzung sieht. Kommt der impfende Arzt also seiner Aufklärungspflicht nicht ausreichend nach, kann er in einem Zivilprozeß im Falle des Auftretens von unerwünschten Nebenwirkungen zur Zahlung von Schmerzensgeld verurteilt werden. Im **Zivilprozeß** muß der Impfling nämlich nur beweisen, daß er geimpft wurde und der ihm entstandene Schaden auf der Impfung beruht. Zweifel an der Vollständigkeit der Aufklärung gehen zu Lasten des Arztes.

Im **Strafprozeß** könnte die mangelhafte Aufklärung bei schweren Folgen eines Impfschadens zu einer Freiheitsstrafe für den impfenden Arzt führen. Hier liegt die Beweislast allerdings beim geschädigten Patienten, der dem Arzt die unzureichende Aufklärung nachweisen muß.

Aus den genannten Gründen ist ersichtlich, daß dem Arzt dringend empfohlen wird, eine ausreichend gründliche Aufklärung durchzuführen und anschließend eine Einwilligung vor jeder Impfung einzuholen. Die Rechtsprechung geht davon aus, daß Jugendliche ab dem Alter von 16 Jahren selbst in der Lage sind, Nutzen und Risiken von Impfungen abzuschätzen und deshalb das Einverständnis eines Sorgeberechtigten nicht unbedingt notwendig ist.

3.4. Abklärung von Impfnebenwirkungen

Nach Impfungen muß mit dem Auftreten typischer Nebenwirkungen an der Impfstelle (z.B. Rötung, Schwellung, Schmerzen) gerechnet werden. Die Wahrscheinlichkeit, mit der es zu einer oder mehreren lokalen Impfreaktionen kommt, hängt von der Art der Impfung und der Zahl vorausgegangener Impfdosen ab. Bei Totimpfstoffen werden Nebenwirkungen von Dosis zu Dosis in steigender Häufigkeit beobachtet, während das Alter des Impflings eine untergeordnete Rolle spielt. Lokale Impfreaktionen bedürfen keiner weiteren Abklärung, da sie das Wohlbefinden meist nur unwesentlich beeinträchtigen und selbstlimitierend sind. Gelegentlich treten postvakzinal insbesondere bei Säuglingen systemische Reaktionen wie beispielsweise Fieber auf. Hierbei ist eine gründliche Untersuchung des Impflings notwendig, um zufäl-

lig koinzidierende andere Erkrankungen erkennen und ggf. behandeln zu können. Anderenfalls sind symptomatische Maßnahmen anzuwenden, z.B. die Gabe von Antipyretika.

Nach Applikation von Lebendimpfstoffen kann ab dem 5. postvakzinalen Tag eine mitigierte Impferkrankung (z.B. ein flüchtiges Impfmasernexanthem oder eine milde Parotisschwellung nach Masern- bzw. Mumpsimpfung) in Erscheinung treten. Diese sind harmlos und bedürfen weder einer besonderen Behandlung noch einer Isolation des Impflings, da dieser nicht kontagiös ist.

Anlaß zu Sorge bei betroffenen Patienten bzw. deren Sorgeberechtigten - aber auch beim impfenden Arzt - sind schwere Erkrankungen, die sich in engem zeitlichen Zusammenhang zu einer Impfung manifestieren. Insbesondere wenn es sich um neurologische Erkrankungen handelt stellt sich die Frage, inwieweit ein ursächlich durch eine Impfung ausgelöstes Geschehen vorliegt oder eine eigenständige, zufällig koinzidierende Erkrankung vorliegt. Wie dem Fließschema in Abbildung 3.1 zu entnehmen ist, steht die gründliche Abklärung der Symptomatik mit dem Ziel der Ursachenfindung im Vordergrund. Hierbei muß rasch und gründlich vorgegangen werden unter Einbeziehung aller vorhandenen modernen Untersuchungsmethoden. Nur wenn keine eigenständige Erkrankung diagnostizierbar ist, darf der Verdacht auf einen Impfschaden geäußert werden und eine entsprechende Meldung an das örtliche Gesundheitsamt muß erfolgen. Im Infektionsschutzgesetz, §6 Absatz 3 ist dies wie folgt definiert: "Der Verdacht einer über das übliche Ausmaß einer Impfreaktion hinausgehenden gesundheitlichen Schädigung." Eine Interpretation dieses Wortlauts wird zurzeit von der STIKO erarbeitet.

Wird voreilig der Verdacht auf einen Impfschaden allein aufgrund eines zeitlichen Zusammenhangs zu einer Impfung ausgesprochen und eine gründliche Abklärung der Symptomatik deswegen unterlassen, so liegt ein klarer Kunstfehler vor, da eine mögliche Diagnosestellung verhindert und dem Patienten eine kausale Therapie vorenthalten wird!

Immer wieder diskutiert wird auch die Frage, ob Impfungen Autoimmunerkrankungen, wie z.B. das Guillain-Barré-Syndrom, demyelinisierende Erkrankungen (Optikusatrophie, Multiple Sklero-

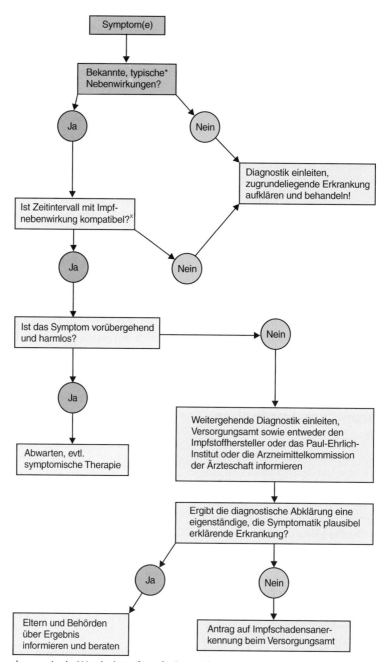

Abb. 3.1: Vorgehensweise bei Verdacht auf Impfnebenwirkungen.
* in der Fachinformation aufgeführt, x binnen maximal 7 Tagen bei Lokalreaktionen nach Lebend- oder Totimpfstoffen, binnen maximal 7 bzw. 21 Tagen bei systemischen Reaktionen nach Tot- bzw. Lebendimpfstoffen.

se) oder Diabetes mellitus auslösen können. Hier ist festzustellen, daß auch umfangreiche Dokumentationen von Impfstoffnebenwirkungen bislang **keinen** Hinweis auf eine Häufung von Autoimmunerkrankungen (weder für Erstmanifestationen noch für das Auslösen eines akuten Schubs) nach bestimmten Impfungen erkennen lassen. Natürlich kann nicht ausgeschlossen werden, daß Impfungen in Einzelfällen als unspezifische Trigger bei entsprechender Neigung des Patienten einen Schub auslösen können.

Dies rechtfertigt aber nicht, Patienten mit Autoimmunerkrankungen indizierte Impfungen vorzuenthalten!

Wird in Deutschland über das Versorgungsamt ein Impfschadensantrag gestellt und dieser anerkannt, so stehen dem geschädigten Impfling nach §§ 60 ff. Infektionsschutzgesetz Ersatzleistungen zu, für die der Staat haftet. Der Staat zeigt sich hierbei großzügig, denn für die Anerkennung einer Gesundheitsstörung als Impfschaden genügt die **Wahrscheinlichkeit**, daß es sich um einen solchen handelt. Daraus darf nicht - wie es vielfach durch Impfgegner geschieht - ein wissenschaftlicher Beweis einer Schädigung abgeleitet werden.

Da die Ersatzleistungen aber keine Schmerzensgeldzahlungen beinhalten, ist es dem Geschädigten unbenommen, den impfenden Arzt bei Verletzung seiner Aufklärungspflicht zu verklagen (☞ Kap. 3.3.).

Unabhängig vom Verdacht eines "Impfschadens" müssen unerwünschte Arzneimittelwirkungen nach Impfungen (wie auch nach anderen Medikamenten) in Deutschland dem örtlichen Gesundheitsamt sowie dem Paul-Ehrlich-Institut (Paul-Ehrlich-Str.51-59, 63225 Langen) oder dem Impfstoffhersteller oder der Arzneimittelkommission der Ärzteschaft gemeldet werden (☞ Abb. 3.1). Meldebögen dafür werden regelmäßig im "Deutschen Ärzteblatt" veröffentlicht.

In Österreich sind Meldungen an das Bundesministerium für Arbeit, Gesundheit und Soziales, Sektion VIII, zu richten. In der Schweiz sind alle "schwerwiegenden Impfkomplikationen" gegenüber dem zuständigen Kantonsarzt meldepflichtig!

3.5. Impfdokumentation

Alle aktiven und passiven Immunisierungen sind durch den impfenden Arzt sorgfältig zu dokumentieren. Dies hat einerseits in den Patientenunterlagen des Arztes und andererseits in einem Impfbuch für den Patienten zu erfolgen. Die Dokumentation muß folgende Punkte umfassen:

- Datum der Impfung
- Name des Impfstoffes
- Dosis
- Applikationsart
- Chargennummer

Auf diese Weise ist gewährleistet, daß die Vollständigkeit durchgeführter Immunisierungen jederzeit von Dritten überprüft werden kann. Ferner ist es so möglich, bei unerwarteten, chargenabhängigen herstellungstechnischen Problemen rückwirkend die davon betroffenen Impflinge namentlich zu identifizieren, falls dies notwendig ist.

Es hat sich in der Praxis bewährt, wenn mehrere Impfungen zur Erzielung des vollständigen Impfschutzes notwendig sind bzw. wenn nach abgeschlossener Grundimmunisierung eine längere Pause bis zur Auffrischung besteht, den nächsten Impftermin im Impfbuch mit Bleistift vorzudatieren. Dies ist eine sinnvolle Maßnahme, da so der Impfling bzw. seine Sorgeberechtigten den Überblick über noch ausstehende Impfungen behalten.

Impfbücher sind in Deutschland beim

Deutschen Grünen Kreuz
Schuhmarkt 4
35037 Marburg
Tel.: 06421-2930

---

gegen eine geringe Gebühr erhältlich.

3.6. Aufbewahrung von Impfstoffen

Alle Impfstoffe sind gemäß den Herstellerangaben in den Gebrauchsinformationen aufzubewahren. In aller Regel bedeutet dies die Kühlung bei 2-8 °C, auch auf dem Transportweg vom Hersteller zu den Arztpraxen (über Apotheken). Sowohl Temperaturerhöhungen als auch -erniedrigungen können nachteilig sein:

- Bei Lebendimpfstoffen führen schon kurzfristige Temperaturerhöhungen zu einer Beeinträchtigung der Vermehrungsfähigkeit der attenuierten Impferreger und damit möglicherweise zum Verlust der Wirksamkeit des Impfstoffes

- Die Temperatur von Impfstoffen, die Aluminiumverbindungen als Adsorbate enthalten, darf nicht unter 0 °C fallen. Dazu gehören praktisch alle Totimpfstoffe (Tetanus, Diphtherie, Pertussis, Hepatitis A und B, Hib u.a.). Schon kurzzeitiges Absinken der Temperatur unter den Gefrierpunkt führt zu irreversiblen Antigenveränderungen und in der Folge zu einer Beeinträchtigung der Verträglichkeit und evtl. auch der Wirksamkeit. Einmal an- oder tiefgefrorene Adsorbatimpfstoffe sind deswegen nicht mehr verwendbar. Dagegen sind Totimpfstoffe gegenüber kurzfristigen Temperaturerhöhungen wesentlich weniger empfindlich als Lebendimpfstoffe

Es empfiehlt sich, den für die Lagerung von Impfstoffen vorgesehenen Kühlschrank mit einem Minimum-Maximum-Thermometer zu versehen. Auch sollte unnötiges Öffnen und Offenhalten des Kühlschrankes vermieden werden, weil hierbei rasch die Innentemperatur ansteigen kann. Ein Impfstoff sollte erst aus dem Kühlschrank entnommen werden, wenn die Impfung unmittelbar bevorsteht. Er kann dann in der Hand für etwa 1 Minute angewärmt werden, um die Schmerzen bei der Injektion zu reduzieren. Impfstoffvorräte sollten in einem separaten Kühlschrank getrennt vom Tagesgebrauch aufbewahrt werden. Schließlich sollten Impfstoffe **nicht in der Kühlschranktür** aufbewahrt werden, da hier die Temperatur höher ist als im Corpus des Kühlschranks.

3.7. Gegenwärtige Impfempfehlungen in Deutschland, Österreich und der Schweiz

In Deutschland erstellt die sogenannte "Ständige Impfkommission" (STIKO) die Impfempfehlungen (http://www.rki.de). Der Kommission gehören ausgewählte Ärzte, Vertreter der Krankenkassen und Gesundheitspolitiker an und ist am Robert Koch-Institut in Berlin angesiedelt. **Bindenden Charakter haben jedoch nur die von der Obersten Gesundheitsbehörde des jeweiligen Bundeslandes erlassenen Empfehlungen.** Sie entsprechen in den meisten Fällen den Empfehlungen der STIKO.

In Österreich werden die Impfempfehlungen vom Obersten Sanitätsrat ausgesprochen: (http://www.gesundheit.bmsg.gv.at).

In der Schweiz wird der Impfplan vom Bundesamt für Gesundheit (BAG) nach Rat der "Schweizerischen Kommission für Impffragen" erstellt.

Die aktuellen Impfempfehlungen für Säuglinge, Kinder und Jugendliche umfassen sowohl in Deutschland als auch in der Schweiz und in Österreich gegenwärtig Impfungen zum Schutz vor Diphtherie, Pertussis, Tetanus, Infektionen durch *Haemophilus influenzae* Typ b (Hib), Hepatitis B, Poliomyelitis, Masern, Mumps und Röteln. Für alle Impfungen, die von der Ständigen Impfkommission empfohlen werden, übernehmen in der Regel die gesetzlichen und privaten Krankenkassen die Kosten.

In Abbildung 3.2 sind die gegenwärtig (Stand Juli 2001) in Deutschland allgemein empfohlenen Impfungen und die entsprechenden Impftermine dargestellt. Alle aufgeführten Impfungen sind im Idealfall zum frühesten angegebenen Zeitpunkt durchzuführen. Dadurch ist gewährleistet, daß der Impfschutz rasch und effizient aufgebaut wird. Wie in Abschnitt 2.4. erläutert, sind Abweichungen von dem empfohlenen Impfalter, z.B. wegen interkurrierender Erkrankungen, manchmal unvermeidbar. Deshalb sind die angegebenen Zeitabstände zwischen den Impfungen als Mindestabstände zu sehen. Verlängern sie sich, z.B. durch interkurrente Erkrankungen, muß keine Impfung deswegen wiederholt werden.

Jede Impfung zählt!

Jeder Arzttermin (z.B. Früherkennungsuntersuchungen, Schuleingangsuntersuchung, Jugendgesundheitsuntersuchungen, Untersuchungen nach dem Jugendarbeitsschutzgesetz, Reiseberatung, Klinikaufenthalte u.s.w.) bietet Gelegenheit, den Impfschutz eines Patienten auf seine Vollständigkeit und Aktualität hin zu überprüfen und gegebenenfalls zu vervollständigen.

Um die empfohlenen Impfungen zu den in Abbildung 3.2 genannten Terminen zügig und vollständig durchführen zu können, sollten vorzugsweise Kombinationsimpfstoffe verwendet werden. Da-

Aktueller Impfkalender

Impfung	Geburt	3. Monat	4. Monat	5. Monat	ab 12. Monat	5.-6. Jahr	ab 10. Jahr
DPT		1	2	3	4		
Hib		1	2	3	4		
Hep B⁺	1*	1		2	3		1-2-3
IPV⁺		1	2	3	4		Auffrischung
MMR					1+2***		
Td						5	Auffrischung**
P							Auffrischung⁺⁺

Abb. 3.2: In Deutschland allgemein empfohlene Impfungen und entsprechende Impftermine.
* Bei HBs-Ag positiven Müttern 1. aktive Impfung in den ersten Stunden nach Geburt gemeinsam mit HB-Immunglobulin. Bei unbekanntem HBs-Status der Mutter ebenfalls 1. aktive Impfung in den ersten 12 Stunden nach Geburt. Einen und 6 Monate später 2. und 3. aktive Impfung.
⁺ 4 Impfungen nur bei Verwendung von DPT-IPV-Hib-HepB Kombinationsimpfstoffen. Bei Verwendung von IPV- bzw. HepB-Einzelimpfstoffen 2 oder 3 Impfungen (☞ entsprechende Fachinformationen).
** Alle 10 Jahre. *** Die 2. MMR Impfung kann jederzeit ab 4 Wochen nach der 1. Impfung erfolgen, vorzugsweise im Alter von 15-23 Monaten. ⁺⁺Einmalig im Alter von 9-17 Jahren.

durch wird die Zahl der Injektionen auf ein für den Impfling erträgliches Maß begrenzt (2 bis maximal 3 pro Termin).

Der **Österreichische Impfplan** ist dem in Deutschland sehr ähnlich. Derzeit bestehen lediglich folgende Unterschiede:

- Vor Schuleintritt, im 14. Lebensjahr und danach alle 10 Jahre werden weiterhin Auffrischimpfungen (mit IPV) für alle Personen empfohlen
- die erste Masern-Mumps-Röteln-Impfung wird ab dem Alter von 13 Monaten ("14. Lebensmonat") empfohlen
- Die Pertussisimpfserie umfasst nur 4 Dosen in den ersten beiden Lebensjahren
- Alle Hepatitis B geimpften Kinder erhalten im 13. Lebensjahr eine Auffrischimpfung

Der **Schweizer Impfplan** unterscheidet sich derzeit nur geringfügig in folgenden Punkten von dem der Bundesrepublik Deutschland:

- die Abstände zwischen den ersten 3 Diphtherie-Tetanus-Pertussis und Hib sowie Poliomyelitis-Impfungen betragen jeweils 8 statt 4 Wochen und entsprechen so den US-amerikanischen Empfehlungen
- die Hepatitis B-Impfung wird für Neugeborene HBsAG-positiver Mütter und für Jugendliche im Alter von 11 bis 15 Jahren empfohlen, ohne daß andere Altersgruppen aber kategorisch ausgeschlossen werden
- die 5. und letzte IPV-Impfung wird im 4.-7. Lebensjahr empfohlen

3.8. Kombinierte Impfungen - Kombinationsimpfstoffe

Durch die Kombination verschiedener Impfantigene in einer Formulierung ist es möglich, gegen mehrere Infektionserreger gleichzeitig mit einer Injektion zu immunisieren. Dies hat folgende Vorteile:

- weniger Injektionen für den Impfling
- geringere Kosten
- geringere Abfallmengen
- geringere Nebenwirkungen

Bereits seit vielen Jahren verfügbar und bewährt sind die Kombinationsimpfstoffe gegen Diphtherie, Pertussis und Tetanus ("DPT") sowie gegen Masern, Mumps und Röteln ("MMR"). In den letzten Jahren sind eine Reihe erweiterter Kombinationsimpfstoffe zugelassen worden, die die Umsetzung der neuen Impfempfehlungen im 1. und 2. Lebensjahr erleichtern. Meist handelt es sich dabei um Mehrkomponentenvakzinen auf der Basis eines DPT-Impfstoffes unter Hinzufügen von Hib und/oder Hepatitis B und seit Kurzem auch IPV (inaktivierte Poliomyelitisvakzine).

Nachteilig wirkt sich unter Umständen aus, daß vereinzelt der quantitative Impferfolg, d.h. die Höhe der induzierten Antikörper, im Vergleich zu Einzelimpfungen eingeschränkt ist. Dies gilt insbesondere für Antikörper gegen *Haemophilus influenzae* Typ b bei kombinierter Verabreichung mit Diphtherie-Tetanus-azellulärer Pertussisvakzine ("DTaP"). Bisherige Erfahrungen zeigen aber, daß dies die Schutzwirkung der Impfstoffe **nicht** beeinträchtigt. Die Möglichkeiten von Wechselwirkungen der verschiedenen Antigene in Kombinationsimpfstoffen sind vielfältig und im Einzelfall oft schwer vorhersehbar. Die Ursachen dafür sind nicht immer im Detail bekannt, aber unterschiedliche Adjuvanseffekte in Abhängigkeit von den gewählten Antigenen (bzw. Trägerproteinen), Verdrängung aus Adsorptionskomplexen und sogar chargenabhängige Wechselwirkungen von Antigenen scheinen wesentliche Rollen zu spielen.

Ferner ist es nach Gabe eines Kombinationsimpfstoffes beim Auftreten von Nebenwirkungen schwieriger als nach Einzelinjektionen, das verantwortliche Agens ausfindig zu machen. Dennoch überwiegen zweifelsfrei die Vorteile - insbesondere die verringerte Anzahl von Injektionen - gegen-

über den potentiellen Nachteilen, wie an folgendem Rechenbeispiel veranschaulicht wird.

Der derzeit in Deutschland gültige Impfplan beinhaltet in den ersten beiden Lebensjahren die Applikation von insgesamt bis zu 31 Antigengruppen:

- Hepatitis B (3 Injektionen)
- Diphtherie (4 Injektionen)
- Tetanus (4 Injektionen)
- Pertussis (4 Injektionen)
- Poliomyelitis (2-3x 3 Typen; 6-9 Injektionen)
- Hib (3-4 Injektionen)
- Masern (1 Injektion)
- Mumps (1 Injektion)
- Röteln (1 Injektion)

Es ist offensichtlich, daß bei einzelner Anwendung der Impfantigene eine inakzeptabel hohe Anzahl von Injektionen notwendig wäre, um den erforderlichen Schutz aufzubauen. Die Erweiterung des Impfplans durch neue Empfehlungen der letzten Jahre (Hib, Hepatitis B, inaktivierte Poliomyelitis-Vakzine) förderte die Entwicklung neuer Kombinationsimpfstoffe. In Deutschland, Österreich und der Schweiz sind nunmehr zahlreiche verschiedene Kombinationsimpfstoffe bestehend aus 4, 5 oder 6 Einzelimpfstoffen (Diphtherie, Tetanus, Pertussis azellulär, Hib, IPV und Hepatitis B) in unterschiedlichen Zusammensetzungen verfügbar. Damit lassen sich die bestehenden Impfempfehlungen mit insgesamt nur 5-8 Injektionen an 4 Impfterminen komplett absolvieren.

In der Praxis (Beispiel: Deutschland) könnte deshalb folgendermaßen verfahren werden:

- 1. Impftermin (im Alter von mindestens 2 Monaten):
  Sechsfach-Kombinationsimpfstoff DTaP + Hib + IPV + Hepatitis B (Schema A) oder Vierfach-Kombinationsimpfstoff DTaP + IPV und seitengetrennt Hib+HepB Kombinationsimpfstoff (Schema B)

- 2. Impftermin (4 Wochen nach dem 1. Termin):
  Sechsfach-Kombinationsimpfstoff DTaP + Hib + IPV + Hepatitis B (Schema A) oder Vierfach-Kombinationsimpfstoff DTaP + IPV (Schema B)

- 3. Impftermin (4 Wochen nach dem 2. Termin):
  Sechsfach-Kombinationsimpfstoff DTaP + Hib + IPV + Hepatitis B (Schema A) oder Vierfach-Kombinationsimpfstoff DTaP + IPV und seitengetrennt Hib+HepB Kombinationsimpfstoff (Schema B)

- 4. Impftermin (ab dem Alter von 1 Jahr, frühestens 6 Monate nach dem 3. Impftermin):
  Sechsfach-Kombinationsimpfstoff DTaP + Hib + IPV + Hepatitis B (Schema A) oder Vierfach-Kombinationsimpfstoff DTaP + IPV und seitengetrennt Hib+HepB Kombinationsimpfstoff (Schema B). Gleichzeitig Gabe des Masern-Mumps-Röteln-Impfstoffes (Schema A und B)

Viele Ärzte scheuen sich aber vor der Durchführung von 3 Injektionen an einem Termin und trennen bei Anwendung von Schema B daher die MMR-Impfung im 2. Lebensjahr von den DTaP-, Hib-, IPV- und Hepatitis B-Immunisierungen.

Allgemein empfohlene Impfungen für Kinder und Jugendliche

4. Allgemein empfohlene Impfungen für Kinder und Jugendliche

4.1. Diphtherie

4.1.1. Ätiologie, Pathogenese und Epidemiologie

Die Diphtherie wird durch *Corynebacterium diphtheriae*, ein Gram-positives Stäbchenbakterium, ausgelöst und durch Tröpfcheninfektion von Mensch zu Mensch übertragen. Meist sind symptomfreie Träger die Ansteckungsquelle.

Die Komplikationen der Erkrankung beruhen auf der Toxinbildung. Das Diphtherietoxin wird durch im Genom des Bakteriums integrierte Bakteriophagen kodiert und nach Besiedelung von Schleimhäuten von den Bakterien exprimiert. Es besteht aus zwei Untereinheiten:

- das B-Fragment ermöglicht dem Toxin die Anlagerung an und Penetration von Zellen
- in der Zelle interferiert das A-Fragment mit der Proteinsynthese und entfaltet so seine Toxizität

Aufgrund unterschiedlicher Wachstumsformen auf Selektivmedium unterschied man früher die Typen *gravis*, *intermedius* und *mitis* im Glauben, sie würden unterschiedliche Pathogenität aufweisen. Dies ist nicht der Fall. Auch Mitis-Stämme können schwere Krankheitsbilder verursachen.

Weitaus häufiger als die toxinbildenden Stämme findet man im Nasopharynx apathogene *Corynebacterium diphtheriae* Stämme, die kein Toxin bilden.

Noch in den vierziger Jahren dieses Jahrhunderts erkrankten in Deutschland jährlich Zehntausende von Menschen an Diphtherie, darunter vorwiegend Kinder (1946: 142.788 gemeldete Erkrankungen). Die Letalität betrug etwa 25 %. Dank der aktiven Schutzimpfung mit Diphtherietoxoid werden nun jährlich weniger als 10 Erkrankungsfälle in Deutschland registriert. Im Jahr 1997 waren es zuletzt drei, 1998 und 1999 je einer; es handelte sich dabei ausnahmslos um Personen mit unzureichendem Impfschutz.

Krankheitsverdacht, Erkrankung und Tod durch Diphtherie sind laut §6 Infektionsschutzgesetz in Deutschland namentlich meldepflichtig.

4.1.2. Krankheitsbild und Diagnose

 Krankheitsbild

Nach einer Inkubationszeit von 2 bis 6 Tagen beginnt die Erkrankung in der Regel mit folgenden Symptomen:

- Pharyngitis
- leichter Temperaturanstieg
- Schluckbeschwerden
- geringes Krankheitsgefühl

1-2 Tage später folgen

- weißliche Beläge auf den Tonsillen (Fibrinexsudationen), dann im Pharynx einschließlich Gaumen und Uvula (Abb. 4.1)
- charakteristischer faulig-süßlicher Mundgeruch
- schmerzhafte Halslymphknotenschwellung ("Cäsarenhals")
- ausgeprägtes Krankheitsgefühl

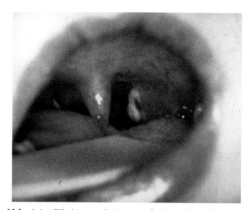

Abb. 4.1: Fibrinexsudation auf den Tonsillen bei Diphtherie.
Wir danken der Fa. Chiron-Behring, Marburg, für die freundliche Genehmigung des Nachdrucks der Abb. 4.1 und 4.2.

Bilden sich Exsudate im Larynx, so führt dies zu einem charakteristischen, bellenden Husten (Krupp) und kann insbesondere bei Kleinkindern durch Verlegung der Stimmritze zum akuten Erstickungstod führen.

Seltenere Eintrittspforten der Bakterien sind die Nase, die Konjunktiven, das Genitale und die Haut (Wundinfektion).

Systemische Komplikationen werden durch das Diphtherietoxin hervorgerufen. Sie manifestieren sich oft erst in der 4.-6. Krankheitswoche wenn das Toxin im Blut zirkuliert und betreffen

- zentrales Nervensystem (Gaumensegelparese, Augenmuskellähmungen)
- peripheres Nervensystem (Neuritiden, z.B. Lähmung der Atemmuskulatur)
- Herz-Kreislaufsystem (Myokarditis)
- Lungen (sekundäre Pneumonien durch bakterielle Superinfektion)

Die Letalität der Diphtherie war früher vorwiegend auf die lokalen Komplikationen im Kehlkopfbereich zurückzuführen. Die heutigen Todesfälle beruhen meist auf den sekundären Pneumonien oder der Myokarditis. Die Erkrankung hinterläßt keine bleibende Immunität.

Diagnose

Die Diagnose wird mit dem Nachweis von toxinbildenden *Corynebacterium diphtheriae* durch Abstrichentnahme und Anzucht gestellt. Zur Abstrichentnahme werden mit dem Tupfer die festhaftenden Beläge auf den Tonsillen oder im Pharynx entfernt und aus dem Randgebiet, welches reich an Bakterien ist, Material zur Anzucht entnommen. Die fibrinösen Beläge ("Pseudomembranen") haften fest auf ihrem Untergrund und führen beim Ablösen zu pathognomonischen kleinen Kapillarblutungen. Dies ist ein wichtiges Unterscheidungsmerkmal zur Streptokokkentonsillitis und infektiösen Mononukleose, bei denen Manipulationen an den Tonsillenbelägen keine Blutung verursachen.

> Auf dem Anforderungsschein für das Labor muß der Diphtherieverdacht mitgeteilt werden, damit die Kultur auf einem Spezialnährboden erfolgt.

Im Blut des Patienten finden sich unspezifische Zeichen einer bakteriellen Infektion:

- Leukozytose mit Überwiegen der neutrophilen Granulozyten
- Erhöhung des C-reaktiven Proteins
- Beschleunigte BKS (Blutkörperchensenkungsgeschwindigkeit)

4.1.3. Therapie

Die Therapie muß bei Verdacht auf Diphtherie sofort begonnen werden, der Erregernachweis darf nicht abgewartet werden.

Sie besteht aus der

- stationären Isolierung des Patienten
- der Gabe von Diphtherie-Antitoxin und
- der Gabe von Antibiotika

Im Vordergrund steht die Gabe von heterologem Diphtherie-Antitoxin (vom Pferd) in einer Dosierung von 250-10000 IE/kgKG i.m. in Abhängigkeit von der Schwere der Erkrankung nach Angaben des Herstellers in der Gebrauchsinformation. Bei toxischer Diphtherie ist es empfehlenswert, die Hälfte der Antitoxinmenge in 100-250 ml 0,9 % NaCl über 30 Minuten i.v. zu verabreichen und die andere Hälfte i.m.. Da Diphtherie-Antitoxin selten benötigt und deshalb nur in geringen Mengen vorrätig gehalten wird, muß es von dem jeweils nächstgelegenen Notfalldepot bezogen werden, wo es zu jeder Tages- oder Nachtzeit erhältlich ist (Adressen und Telefonnummern ☞ "Rote Liste").

Vor der Applikation des Antitoxins muß eine frühere Sensibilisierung des Patienten ausgeschlossen werden, um eine Serumkrankheit bzw. anaphylaktische Reaktion zu vermeiden (☞ Kap. 2.2.2.). Bei frühzeitiger Behandlung mit Antitoxin ist die Prognose der Diphtherie gut, die Letalität beträgt < 10 %.

Zusätzlich zur Antitoxinbehandlung ist die Gabe von Penicillin (oral oder vorzugsweise i.v.) in einer Dosierung von 100,000 IE/kgKG/Tag über 14 Tage indiziert. Bei Penicillinallergie kann alternativ Erythromycin (50 mg/kgKG/Tag) verwendet werden. Dies führt zur Elimination der Bakterien und damit zum Versiegen der Toxinproduktion.

4.1.4. Prävention

4.1.4.1. Chemoprophylaxe

Jede Kontaktperson eines Diphtherieerkrankten sollte – unabhängig vom Impfstatus! - 7 Tage lang mit einem Oral-Penicillin (alternativ: Erythromycin) behandelt werden. Darüber hinaus erhalten enge Kontaktpersonen, die nicht über einen kompletten (mindestens 3 Dosen) und aktuellen (letzte Dosis weniger als 5 Jahre zurück) Impfschutz verfügen, prophylaktisch Antitoxin (250 IE/kgKG bis zu maximal 3000 IE) sowie ergänzend eine aktive Diphtherieimpfung mit dem Ziel, den eigenen spezifischen Impfschutz zu komplettieren bzw. aufzufrischen.

4.1.4.2. Impfung

Die aktive Schutzimpfung ist die beste und sicherste Prophylaxe der Diphtherie. Folgende Meilensteine führten zur Impfstoffentwicklung:

- 1888: Entdeckung des Diphtherietoxins durch Yersin und Roux
- 1891: Entwicklung des Antitoxins durch Emil von Behring und Shibasaburo Kitasato
- 1923: Inaktivierung des Diphtherietoxins mittels Formaldehydbehandlung durch Ramon. Sie bewirkte eine starke Reduktion der Enzymaktivität des Toxins bei unbeeinträchtigter Immunogenität
- 1926: Immunogenitätssteigerung durch Adsorption des Diphtherietoxoids an Aluminiumverbindungen durch Glenny und Mitarbeiter

Die heute gebräuchlichen Vakzinen beruhen weiterhin auf den 1923 bis 1926 entwickelten Prinzipien. Der Diphtherietoxoidgehalt der Vakzine ist mittlerweile international standardisiert.

Das heutige Impfschema sieht für alle Säuglinge zur Grundimmunisierung 4 Dosen Diphtherietoxoid (jeweils 30-50 I.E./Dosis) in Kombination mit der Tetanus- und Pertussisimpfung (DPT oder DTaP), ggf. auch in erweiterten Kombinationen mit IPV, Hepatitis B und Hib (☞ Kap. 3.8.).

Die erste Dosis wird ab dem Alter von 2 Monaten i.m. appliziert, gefolgt von der 2. und 3. Dosis mit jeweils mindestens 4 Wochen (Schweiz: 8 Wochen) Abstand und einer 4. Dosis ab dem Alter von 1 Jahr (Österreich: 14 Monate, Schweiz: 15 Monate), frühestens jedoch 6 Monate nach dem 3. Impf-

termin. Wird auf die Pertussiskomponente im Rahmen der Grundimmunisierung verzichtet - was nur selten indiziert ist - so genügen im ersten Lebensjahr 2 statt 3 Impfungen.

Im 5. oder 6. Lebensjahr, d.h. nach dem 4. Geburtstag, wird in Deutschland eine 5. Diphtherieimpfung gemeinsam mit der Impfung gegen Tetanus empfohlen (DT). Hierbei ist zu beachten, daß ab dem 5. Geburtstag der Diphtherie-Tetanus-Impfstoff mit reduziertem Diphtherietoxoidgehalt ("Td") verwendet werden soll. Er enthält lediglich 4 I.E. Diphtherietoxoid und ist ausreichend immunogen. In Österreich wird die 5. Diphtherie-Tetanusimpfung ab dem 5. Geburtstag (ab dem 6. Geburtstag mit Td statt DT), in der Schweiz zwischen dem 4. und 7. Geburtstag gemeinsam mit azellulärer Pertussiskomponente (DTaP), ab dem 8. Geburtstag als Td-Impfung empfohlen.

In 10-Jahresabständen ist durch wiederholte Auffrischungen mit Td der Impfschutz gegen Diphtherie und Tetanus lebenslang fortzuführen.

Grund für die Reduktion des Diphtherietoxoidgehalts ab dem Kleinkindes- oder frühen Schulalter ist die deutlich geringere Rate an Nebenwirkungen bei geringerem Toxoidgehalt, wobei die Immunogenität offenbar ausreichend ist. Es hat sich gezeigt, daß auch bei bislang ungeimpften Kindern ab dem Alter von 5 Jahren zur Grundimmunisierung der Impfstoff mit reduziertem Diphtherietoxoidgehalt ausreichend immunogen ist. Das Impfschema besteht in diesem Fall aus 3 Dosen im Abstand von 1 und 6 Monaten. Eine 4. Impfung folgt nach 5 Jahren, ab dann gelten die üblichen 10-Jahresabstände.

Der durch Impfung mit Diphtherietoxoid hervorgerufene Schutz richtet sich weniger gegen die Infektion als vielmehr gegen die toxinbedingten Symptome. Sicherer Schutz vor Erkrankung besteht bei einem Antitoxingehalt im Serum von mindestens 0,1 I.E./ml. Die Überprüfung der Antikörper bleibt aber Sonderfällen, z.B. Patienten mit Immundefizienz, vorbehalten. Die Wirksamkeit der Diphtherieimpfung wurde in einer kanadischen Untersuchung 1942 auf 86 % geschätzt. Eine Studie in Texas ergab 1970 eine Wirksamkeit von 93 %.

Die Diphtherie-Tetanusimpfung wird in aller Regel sehr gut vertragen. Die Rate an lokalen Nebenwirkungen, die ohnehin von Dosis zu Dosis zunimmt, steigt überproportional an, wenn eine Reduzierung des Diphtherietoxoids, wie oben ausgeführt, unterbleibt oder wenn Impfungen häufiger als notwendig appliziert werden ("Überimpfung"). Die typischen Nebenwirkungen, wie wir sie im Rahmen der Grundimmunisierung bei 1739 Impflingen systematisch erfasst haben, sind in Tabelle 4.1 aufgeführt.

Nebenwirkungen	1. Dosis (%)	2. Dosis (%)	3. Dosis (%)
Lokale			
Rötung	4	6	14
Schwellung	5	8	14
Systemische			
Temperatur ≥ 38 °C	11	17	26
Unleidlichkeit	18	19	15
Müdigkeit	24	17	14
Appetitmangel	10	9	10

Tab. 4.1: Lokale und systemische Nebenwirkungen nach Diphtherie-Tetanus-Impfung bei 1739 deutschen Kindern im Alter von 3, 4.5 und 16 Monaten (modifiziert nach Schmitt-Grohé et al, Dev Biol Stand 89, 113-118; 1997).

Folgende **Kontraindikationen** sind zu beachten:

- akute, mit hohem Fieber einhergehende, behandlungsbedürftige Erkrankungen (ausgenommen banale respiratorische Infekte)
- bekannte, schwere allergische Reaktionen auf Bestandteile des Impfstoffes
- Thrombozytopenie oder "neurologische Komplikationen" (☞ 3.4.) auf eine vorausgegangene Diphtherie- (und/oder Tetanus) Impfung

Während die Durchimmunisierung im Säuglings- und Kindesalter in den meisten Ländern gut bis sehr gut ist (z.B. in Deutschland ca. 98 %), werden die empfohlenen Auffrischimpfungen nur unzureichend durchgeführt. Man schätzt, daß in Deutschland nur etwa 30 % der Jugendlichen und Erwachsenen einen tragfähigen Schutz vor Diphtherie besitzen. Dies ist problematisch, weil jederzeit Epidemien die ungeschützte Bevölkerung erfassen können, wie zu Beginn der neunziger Jahre in den Nachfolgestaaten der Sowjetunion eindrucksvoll geschehen. Dies muß durch verstärkte Bereitstellung von Vakzinen in Krisenregionen, aber auch durch verbesserte Aufklärung und Motivation von Ärzten und Bevölkerung zukünftig verhindert werden.

4.2. Tetanus

4.2.1. Ätiologie, Pathogenese und Epidemiologie

Clostridium tetani ist ein Gram-positives, sporenbildendes, anaerob wachsendes Bakterium. Sporen überleben in Erdreich, Staub und ähnlicher Umgebung Monate bis Jahre.

Nach Verletzungen, die die Hautbarriere zerstören, dringen die Bakterien bzw. ihre Sporen in den menschlichen Organismus ein, vermehren sich und produzieren unter anaeroben Bedingungen Tetanospasmin, ein Neurotoxin. Je größer und verschmutzter die Wunde ist, desto größer ist das Risiko zu erkranken. Aber auch Bagatellverletzungen können ausreichen, um Sporen in das Wundgebiet eindringen zu lassen.

Tetanospasmin entfaltet seine Wirkung zunächst lokal, ehe durch lymphatisch-hämatogene oder direkte axonale Verbreitung andere Organe einschließlich des zentralen Nervensystems erreicht werden. Im Rückenmark behindert Tetanospasmin die inhibitorischen Synapsen durch Blockade der Ausschüttung von Neurotransmittern wie GABA und Glyzin. Dies führt zu einer ungehemmten Steigerung der exzitatorischen Nerven und dadurch zu anhaltenden Muskelkontraktionen ("Wundstarrkrampf").

Noch im vergangenen Jahrhundert starben in Deutschland etwa 3 % aller in Gebäranstalten entbundenen Neugeborenen an Tetanus. Heute sind vorwiegend ältere Personen mit unzureichendem Impfschutz betroffen. So erkrankten in Deutschland zwischen 1991 und 2000 etwa 125 Personen (d.h. 10-15 pro Jahr). Die Letalität beträgt auch heute noch etwa 25-50 %.

Der Neugeborenentetanus - bedingt durch postnatale Nabelinfektion, fehlende mütterliche und dadurch auch kindliche Immunität und mangelhafte Hygiene - war dennoch bis vor wenigen Jahren ein schwerwiegendes Problem in zahlreichen Ländern. Noch 1981 wurden weltweit jährlich 600.000 Todesfälle registriert, die Dunkelziffer war vermutlich aber beträchtlich höher. Durch intensive Impfkampagnen ist es der WHO gelungen, in fast allen Entwicklungsländern die Durchimp-fungsraten gegen Tetanus deutlich anzuheben und dadurch auch bislang ungeimpfte junge Frauen und Schwangere zu schützen. Infolgedessen kam es in den vergangenen Jahren zu einem deutlichen Rückgang der Fallzahlen an Neugeborenenteta-nus.

> Erkrankung und Tod durchTetanus sind nach dem neuen Infektionsschutzgesetz in Deutsch-land nicht mehr meldepflichtig.

4.2.2. Krankheitsbild und Diagnose

 Krankheitsbild

Die Inkubationszeit nach Verletzung beträgt 2 bis 21 Tage, gelegentlich auch länger. Je näher die Ver-letzung dem Schädel ist, desto kürzer ist die Inku-bationszeit und je kürzer die Inkubationszeit, de-sto schwerer verläuft die Erkrankung.

Erste Symptome sind allgemeine Unruhe und Zit-tern, ehe schmerzhafte Kontraktionen der Kau-muskulatur im Gesichtsbereich auftreten, die sich allmählich nach kaudal ausbreiten und insbeson-dere bei Beteiligung der Atemmuskulatur häufig einen letalen Ausgang bedingen. Die Kontraktur der Masseter- und Kiefermuskeln bedingen den charakteristischen Gesichtsausdruck (risus sardo-nicus, Abb 4.2) und die Unfähigkeit, den Mund vollständig zu öffnen (Trismus).

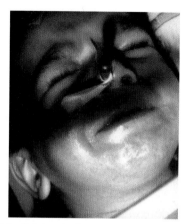

Abb. 4.2: Risus sardonicus.

Daneben bestehen in unterschiedlicher Häufigkeit

- Schluckstörungen
- Hyperexzitabilität
- Hyperreflexie
- Opisthotonus
- Zerebrale Krampfanfälle (durch exogene Reize getriggert)
- Larynxspasmus
- Bronchialer Sekretstau
- Pneumonie

 Diagnose

Die Diagnose wird allein aufgrund der typischen Vorgeschichte (Verletzung) und der charakteristi-schen Symptome gestellt. Da es sich bei Tetanus in erster Linie um eine Toxinerkrankung handelt, sind Infektionszeichen im Blut unzuverlässig.

Die Erkrankung hinterläßt keine tragfähige Im-munität.

4.2.3. Therapie

Die Therapie muß rasch erfolgen, da dies neben dem Allgemeinzustand des Patienten die Prognose entscheidend beeinflußt. Sie umfaßt

- lokale Wundbehandlung
- Antitoxingabe
- Antibiotikagabe
- Supportivmaßnahmen

Die Wundbehandlung durch großzügige Exzision schafft aerobe Verhältnisse und erschwert somit die Wachstumsbedingungen der Clostridien und damit die Produktion des Tetanospasmins. Beglei-tend wird mit Penicillin G i.v. in einer Dosierung von 100,000 IE/kgKG/Tag über 14 Tage behandelt, bei Penicillinallergie wird alternativ Cefazolin oder Doxycyclin (ab 8 Jahren) empfohlen.

> Entscheidend ist die unverzügliche i.m. Gabe von humanem Anti-Tetanustoxin bei frühe-stem Verdacht auf Tetanus.

Die Dosis beträgt altersunabhängig 3000-6000 IE. Ein Teil der Dosis kann im Bereich der ursprüngli-chen Wunde lokal infiltriert werden unter der Vor-stellung, das dort produzierte Toxin lokal zu neu-tralisieren.

Die Patienten werden von exogenen Reizen wei-testgehend abgeschirmt stationär behandelt. Rigor und Spasmen werden durch Diazepam, Phenobarbital oder andere Relaxantien behandelt. Häufig ist eine maschinelle Beatmung notwendig. Die Ernährung erfolgt parenteral.

4.2.4. Prävention

4.2.4.1. Chemoprophylaxe

Eine wirksame Chemoprophylaxe existiert nicht.

4.2.4.2. Impfung

Die aktive Immunisierung ist einzig wirksame Prophylaxe des Tetanus. Wie bei der Diphtherieimpfung handelt es sich um einen Toxoidimpfstoff. Die Entwicklung verlief in folgenden Schritten:

- 1884 zeigten Carle und Rattone in Italien, daß Wundmaterial eines an Tetanus verstorbenen Patienten nach Übertragung auf Kaninchen bei diesen die gleichen Symptome hervorrief
- ebenfalls 1884 postulierte Nicolaier die Hypothese, daß die Symptome durch Toxinproduktion im Wundgebiet hervorgerufen werden
- 1886 wies Rosenbach sporenbildende Bacillen in Wundexsudat eines Erkrankten nach
- 1890 gelang Emil von Behring und Kitasato die Herstellung des gereinigten Toxins und nach Injektion diverser Tiere die Gewinnung des ersten Antiserums. In der Folgezeit fand insbesondere Antiserum vom Pferd in der Behandlung des Tetanus Verwendung
- 1924 entwickelte Descombey in Kanada erstmals Tetanustoxoid durch Behandlung des nativen Toxins mit Chemikalien
- nach dem erfolgreichen Einsatz bei Soldaten im 2. Weltkrieg folgte ab 1944 der routinemäßige Einsatz der aktiven Tetanusimpfung in zahlreichen Ländern

Das Impfschema gegen Tetanus entspricht dem gegen Diphtherie (Kap. 4.1.4.2.), wobei aber altersunabhängig die gleiche Antigenmenge an Tetanustoxoid (40-60 IE/Dosis) verwendet wird. Ferner ist bei jeder Verletzung eines Patienten der behandelnde Arzt verpflichtet, den Tetanusimpfschutz zu überprüfen. Kann kein Impfdokument vorgelegt werden, so muß eine sofortige aktivpassive Simultanimpfung unter Verwendung eines Kombinationsimpfstoffes mit Tetanus- **und** Diphtherietoxoid (sowie in Abhängigkeit von Alter des Patienten und der Notwendigkeit weiterer Imp-

fungen auch ggf. Komponenten wie Pertussis, IPV, Hib und Hepatitis B) durchgeführt werden und im Abstand von 1 und 6 Monaten die aktive Immunisierung vervollständigt werden. Liegt ein Impfdokument vor, so wird in Abhängigkeit von der Zahl der bislang durchgeführten aktiven Impfungen und des Abstandes zur letzten Impfung nach dem Schema in Tabelle 4.2 verfahren.

Frühere Impf-dosen	Saubere, geringfügige Wunden		Alle anderen Wunden	
	DTaP/Td[1]	Tetanus-Ig	DTaP/Td[1]	Tetanus-Ig
Unbe-kannt	ja	nein	ja	ja
0-1	ja	nein	ja	ja
2	ja	nein	ja	(ja)[2]
≥ 3	(ja)[3]	nein	(ja)[4]	nein

Tab. 4.2: Vorgehensweise nach Verletzung in Abhängigkeit von der bisherigen Tetanus-Impfanamnese.
[1] Die aktive Impfung sollte immer mit Diphtherie-Tetanus-Pertussis Kombinationsimpfstoff durchgeführt werden (ab Alter 6 Jahre mit Td),
[2] wenn Verletzung länger als 24 Stunden zurück,
[3] wenn letzte Impfung > 10 Jahre zurück,
[4] wenn letzte Impfung > 5 Jahre zurück.

Wie bei der Diphtherieimpfung richtet sich auch der durch Tetanustoxoid hervorgerufene Schutz weniger gegen die Infektion als vielmehr gegen die symptomatische Erkrankung. Sicherer Schutz vor Erkrankung besteht bei einem Antitoxingehalt im Serum von mindestens 0,1 I.E./ml. Auch hier ist eine Überprüfung der Antikörpertiter nur in Ausnahmefällen notwendig (z.B. bei Patienten mit Immundefizienz). Die Wirksamkeit der Tetanustoxoid-Impfung ist ausgezeichnet. Praktisch 100 % aller Säuglinge weisen nach 2 DT- bzw. 3 DPT-Impfungen Titer im schützenden Bereich auf. Auch vor der 3. (DT) bzw. 4. (DPT) Impfung im 2. Lebensjahr liegen die Titer noch im schützenden Bereich und erfahren eine ausgeprägte Boosterung. Dadurch ist gewährleistet, daß auch bis zur erneuten Auffrischung (gemeinsam mit der Diphtherie-, evtl. auch Pertussisimpfung) vor der Einschulung ein sicherer Schutz vor Tetanus besteht.

Nach stattgefundener Grundimmunisierung sollte durch lebenslange, regelmäßig alle 10 Jahre applizierte Auffrischungen (Td-Impfung) der Schutz aufrecht erhalten werden. Die Bedeutung der regelmäßigen Auffrischimpfungen wird daraus ersichtlich, daß Erkrankungen praktisch nur bei älteren Personen mit länger als 10 Jahre zurückliegender letzter Impfung auftreten.

Folgende **Kontraindikationen** sind zu beachten:

- akute, mit hohem Fieber einhergehende, behandlungsbedürftige Erkrankungen (ausgenommen banale respiratorische Infekte)

- bekannte, schwere allergische Reaktionen auf Bestandteile des Impfstoffes

- Thrombozytopenie oder "neurologische Komplikationen" (☞ Kap. 3.4.) auf eine vorausgegangene Diphtherie- (und/oder Tetanus-) Impfung

Die Verträglichkeit der Tetanusimpfung ist im allgemeinen gut. Da sie meist gemeinsam mit der Diphtherieimpfung durchgeführt wird (☞ Tabelle 4.1) liegen nur wenige Angaben zu Nebenwirkungen der alleinigen Tetanusimpfung vor. Indirekte Hinweise ergeben sich aus dem Vergleich der Verträglichkeit einer Auffrischung mit Td- oder alleiniger d-Impfung, wie wir sie kürzlich bei jungen Erwachsenen durchgeführt haben. Aus den in Tabelle 4.3 angegebenen Zahlen ist ersichtlich, daß bei Diphtherie - Tetanus - Kombinationsimpfstoffen der Tetanuskomponente offenbar die höhere Reaktogenität zugeschrieben werden muß.

Nebenwirkungen	Td (%)	d (%)
Rötung	28	8
Schwellung	33	11
Schmerzen an der Impfstelle*	50	6
Temperatur ≥ 38 °C	18	3

Tab. 4.3: Lokale und systemische Nebenwirkungen nach einer Impfung in den Oberarm mit Diphtherie-Tetanus- bzw. Diphtherie-Impfstoff bei 76 deutschen Erwachsenen (modifiziert nach Bartels et al, Monatsschr Kinderheilkd 146, 414: 1998).
* Die Bewegung des Arms beeinträchtigend.

Es hat sich gezeigt, daß die Nebenwirkungsrate positiv mit der Höhe der prävakzinalen Tetanustoxin-Antikörper korreliert. Das zugrundeliegende Phänomen ist eine Typ-III Allergie (Arthus-Reaktion), bei der die präformierten Antikörper mit den Impfantigenen Immunkomplexe bilden, die zu lokalen Entzündungsreaktionen führen. Die Reaktion ist ungefährlich, aber für den Patienten lästig. Sie beginnt meist binnen 12 bis 24 Stunden nach der Impfung und dauert einige Tage an. Der Impfling leidet unter Schmerzen an der Impfstelle, sie ist oftmals gerötet und teilweise auch geschwollen. Die Behandlung besteht in kühlenden Umschlägen und evtl. entzündungshemmenden Salben. Zur Verhütung einer Arthus-Reaktion sind unnötig frühe Tetanus-Boosterimpfungen zu vermeiden!

Die Durchimpfungsrate gegen Tetanus liegt bei Kindern und Jugendlichen in Deutschland, Österreich und der Schweiz weit über 95 %. Bei älteren Erwachsenen, insbesondere Frauen, bestehen jedoch Impflücken durch mangelhafte Auffrischimpfungen.

4.3. Pertussis (Keuchhusten)

4.3.1. Ätiologie, Pathogenese und Epidemiologie

Der Keuchhusten ist eine akute Atemwegsinfektion und wird vorwiegend durch das Gramnegative Bakterium *Bordetella pertussis* hervorgerufen. Etwa 5 % der Erkrankungen werden durch *Bordetella parapertussis* verursacht, ein eng verwandtes Bakterium.

Die Übertragung der Erreger erfolgt durch Tröpfcheninfektion von Mensch zu Mensch.

Substanzen der Zellmembran und -wand (Filamentöses Hämagglutinin, Pertaktin und Fimbrien) ermöglichen dem Bakterium zunächst die Adhärenz an zilientragendes Nasopharynx- und Bronchialepithel. Weitere Virulenzfaktoren sind Toxine, wie z.B. Adenylatzyklase/Hämolysin und das Trachealzytotoxin. *B. pertussis*, nicht aber *B. parapertussis* produziert darüber hinaus das Pertussistoxin. Die Toxine beeinträchtigen die Phagozytoseleistung des infizierten Organismus und führen durch Zellschädigung der Tracheal- und Bronchialschleimhaut zu einer passageren Ziliostase. Deshalb bleibt die Hustensymptomatik auch nach Elimination der Erreger oft noch einige Wochen lang bestehen. Das Pertussistoxin führt ferner bei einem Teil der Patienten zu einer lymphozytären Leukozytose im Blutbild.

Die Erkrankung tritt weltweit endemisch auf, zusätzlich werden ungefähr alle 4 Jahre epidemische Häufungen beobachtet. In unzureichend geimpften Populationen erfolgt eine frühe aber unvollständige Durchseuchung mit einem Erkrankungsgipfel im Vorschulalter. Die jährliche Erkrankungswahrscheinlichkeit für ungeimpfte Kinder beträgt dabei etwa 5 %. Auch bei Schulkindern, Jugendlichen und Erwachsenen werden Primärerkrankungen mit typischer Symptomatik sowie Reinfektionen mit fehlender oder uncharakteristischer Symptomatik beobachtet. Asymptomatisch infizierte oder untypisch erkrankte Jugendliche und Erwachsene sind wichtige Glieder in der Infektionskette. In Ländern mit hoher Durchimpfungsrate (> 90 %) gibt es zwei Erkrankungsgipfel: junge Säuglinge, die noch nicht über einen Impfschutz verfügen und Schulkinder, Jugendliche und Erwachsene mit nachlassendem Impfschutz.

Chronische Bakterienausscheider sind nicht bekannt. Beide Geschlechter sind gleich häufig betroffen, jahreszeitliche Schwankungen sind zufällig.

> Weder Erkrankung noch Tod an Pertussis sind in Deutschland meldepflichtig.

4.3.2. Krankheitsbild und Diagnose

 Krankheitsbild

Nach einer Inkubationszeit von 7 bis 40 Tagen beginnt die Symptomatik, die in drei Stadien eingeteilt werden kann:

> *1. Stadium catarrhale*
> - Dauer etwa 1-2 Wochen
> - Rhinitis, unspezifischer Husten
>
> *2. Stadium convulsivum*
> - Dauer etwa 1-12 Wochen
> - anfallsartiger Husten
> - Hervorwürgen von zähem Schleim oder Erbrechen sowie
> - inspiratorisches Juchzen im Anschluß an eine Hustenattacke
>
> *3. Stadium decrementi*
> - Dauer mehrere Wochen
> - Abklingen der Symptomatik
> - evtl. ticartiges Fortbestehen der Hustenattacken bei exogenen Reizen

Die genannten Symptome sind bei Infektionen durch *B. pertussis* häufiger und von längerer Dauer als bei Infektionen durch *B. parapertussis*. Tabelle 4.4 zeigt einen Vergleich der Häufigkeit der Symptome in Abhängigkeit vom Erreger.

Merkmal	*B. parapertussis* (%)	*B. pertussis* (%)
Anfallsartiger Husten	79	91
Husten mit inspiratorischem Juchzen	62	80
Anschließendes Erbrechen	32	47
Körpertemperatur ≥ 38 °C	6	7
Hustendauer > 4 Wochen	35	62
Klinische Diagnose: sichere Pertussis	68	84

Tab. 4.4: Vergleich der Symptomatik bei Patienten mit *B. parapertussis* bzw. *B. pertussis* Infektionen (modifiziert nach Heininger U, Pädiatr Prax 48, 437-445; 1995).

Typische **Komplikationen** der Pertussis sind

- Pneumonien
- Apnoen
- Konjunktivalblutungen
- Leistenhernien
- Zerebrale Krampfanfälle (Enzephalopathie)

Die Komplikationsrate ist mit etwa 25 % in den ersten 6 Lebensmonaten am höchsten. Jeder 100. an Pertussis erkrankte Säugling stirbt an einer Komplikation! Die Pathogenese der pertussisbedingten Apnoen und Enzephalopathien ist ungeklärt, vermutlich aber durch Hypoxien bedingt. Nach den ersten 6 Lebensmonaten geht die Komplikationsrate auf etwa 5 % zurück.

■ Diagnose

Die klinische Diagnose allein ist unzuverlässig, da andere Infektionserreger (Adenoviren, *Mykoplasma pneumoniae*, *Chlamydia pneumoniae* u.a.), aber auch Fremdkörperaspirationen pertussisähnliche Symptome verursachen können. Die oft angeführte Leukozytose mit Überwiegen der Lymphozyten im Blutbild ist nur selten so ausgeprägt, daß auf andere Untersuchungen verzichtet werden kann.

Verläßliche Untersuchungsmethoden sind:

- Der spezifische Erregernachweis durch Abstrichentnahme (Kalziumalginat- oder Dacrontupfer) aus dem Nasopharynx und Anzucht auf Spezialmedien (Bordet-Gengou, Holzkohle-Agar nach Regan-Lowe). Er muß möglichst in den ersten beiden Krankheitswochen erfolgen, da danach die Nachweiswahrscheinlichkeit von ca. 80 % auf unter 50 % fällt

- DNA-Nachweis durch Polymerase-Kettenreaktion (PCR), ebenfalls aus einem Nasopharyngealabstrich (Dacrontupfer). Die Möglichkeit falsch-positiver Ergebnisse ist bei diesem hochsensitiven Verfahren zu berücksichtigen!

- Antikörpernachweis durch verschiedene ELISA-Verfahren oder Mikroagglutinationstest. Die Diagnosesicherung erfordert einen signifikanten Titeranstieg oder -abfall aus einem Serumpaar (Früh- und Spätphase der Erkrankung)

4.3.3. Therapie

Die rechtzeitige antibiotische Behandlung kann die Krankheitssymptome abschwächen und die Dauer abkürzen. Sie schützt ferner durch Erregerelimination binnen weniger Tage die Umgebung des Erkrankten. Medikament der ersten Wahl ist Erythromycin in einer Dosierung von 40-50 mg/kgKG/Tag per os über 2 Wochen. Körperliche Anstrengung und psychische Belastungssitua-

tionen sollten vermieden werden, da sie Hustenanfälle auslösen können. Bei Erbrechen ist die häufige Zufuhr kleinerer Nahrungsmengen notwendig. Säuglinge sollten wegen der Möglichkeit bedrohlicher Komplikationen stationär überwacht werden.

4.3.4. Prävention

4.3.4.1. Chemoprophylaxe

Erythromycin kann bei frühzeitiger Gabe an Kontaktpersonen die Erkrankung verhindern oder in ihrer Ausprägung abschwächen. Es sollte in o.g. Dosierung über 14 Tage verabreicht werden. Die früher propagierte Anwendung von spezifischen Immunglobulinen hat sich als nicht wirksam herausgestellt und entsprechende Präparate stehen nicht mehr zur Verfügung.

4.3.4.2. Impfung

Die sicherste prophylaktische Maßnahme stellt die aktive Schutzimpfung ab dem Alter von 2 Monaten dar. Folgende Erkenntnisse und Ereignisse führten zur Entwicklung und Verbesserung der heute üblichen Vakzinen:

- 1906: Bordet und Gengou isolieren erstmals den Erreger, später *Bordetella pertussis* genannt

- 1925: erste Vakzinierungsversuche mit getöteten Erregern ("Ganzkeimvakzine") durch Madsen

- 1947: Kendrick und Mitarbeiter entwickeln ein Mausmodell zur Standardisierung der Potenz von Ganzkeimvakzinen

- 1953: Einführung der Pertussis-Ganzkeimvakzine in Deutschland

- 1959: Einführung der Diphtherie-Pertussis-Tetanus Kombinationsimpfung in Deutschland

- 1959: Das British Medical Research Council legt Daten zur Wirksamkeit der Ganzkeimvakzinen vor

- ab 1970: Zweifel an der Sicherheit der Pertussis-Ganzkeimvakzinen führt in zahlreichen Ländern zum Rückgang der Impfakzeptanz

- 1974: Einschränkung der Pertussisimpfempfehlung in Deutschland auf "besonders gefährdete" Säuglinge

- 1981: Entwicklung und Einführung neuer, besser verträglicher Pertussisvakzinen vom azellulären Typ in Japan

- 1991: Rehabilitation der Pertussisimpfung in Deutschland, nachdem sich die jahrzehntelangen Zweifel an der Verträglichkeit der Impfstoffe als sachlich unberechtigt erwiesen haben. Wiedereinführung der generellen Pertussisimpfempfehlung in Deutschland und Aufhebung der Alterseinschränkung auf die ersten beiden Lebensjahre

- ab 1990: Umfangreiche Wirksamkeitsstudien mit azellulären Pertussisvakzinen in Deutschland, Italien, Schweden und im Senegal führen ab 1994 zur Zulassung verschiedener Produkte in zahlreichen europäischen Ländern und den USA

- 2000: Fortführung der Pertussisimpfschutzes in die Adoleszenz in Deutschland empfohlen

Keine andere Impfung wurde in den letzten drei Jahrzehnten in ähnlicher Weise intensiv und kontrovers diskutiert wie die Pertussisimpfung. Ausgangspunkt für die Diskussionen waren Fallberichte aus den 70er Jahren, die über gravierende vermeintliche "Nebenwirkungen" nach Diphtherie - Pertussis - Tetanus - Kombinationsimpfungen berichteten und die zu einer nachhaltigen Verunsicherung bei Laien und Ärzten führten. Es dauerte nahezu 20 Jahre, ehe sorgfältige und aufwendige Untersuchungen zweifelsfrei belegen konnten, daß zwischen den beobachteten Ereignissen und den durchgeführten Pertussisimpfungen **kein** kausaler Zusammenhang bestand:

- Stehr und Mitarbeiter führten nordbayerische Impflinge, bei denen schwere Erkrankungen im Zusammenhang zur Pertussisimpfung auftraten, einem diagnostischen Stufenplan zu. Dabei ergab sich für jede beobachtete Erkrankung eine zugrundeliegende metabolische oder neurologische Erkrankung, die in keinem ursächlichen Zusammenhang zu einer Impfung steht

- In einer britischen Studie wurden alle neurologischen Erkrankungen, die bei Kindern im Alter von 2-36 Monaten auftraten und zu einer Hospitalisierung führten, auf einen Zusammenhang zu Impfungen (DT bzw. DPT) untersucht. Das vermeintliche Ergebnis war, daß schwere "Nebenwirkungen" innerhalb von 7 Tagen nach Pertussisimpfung in einer Häufigkeit von 1:310,000 auftraten. Eine spätere Nachanalyse der Daten zeigte jedoch, daß es sich dabei lediglich um vorzeitig in Erscheinung tretende Erstmanifestationen andersgearteter Erkrankungen handelte. Verlängerte man den Beobachtungszeitraum nach Pertussisimpfung auf 28 Tage, so bestand **kein** erhöhtes Risiko für eine schwere ebenwirkung

Die langjährigen Zweifel an der Sicherheit von Ganzkeimvakzinen führten zur Entwicklung der sogenannten "azellulären" Vakzinen, die statt inaktivierter kompletter *B. pertussis* Keime gereinigte Antigene oder Virulenzfaktoren des Erregers in verschiedener Zahl und Menge enthalten. Es ist bis heute nicht genau bekannt, welche Kombination von Antigenen einen optimalen Impfschutz induziert.

Alle derzeit in Deutschland zugelassenen Produkte und ihre Antigenzusammensetzung sind in Tabelle 4.5 aufgeführt.

Das Impfschema besteht aus 5 Pertussisimpfungen in Kombination mit Diphtherie- und Tetanustoxoid (DPT oder DTaP), ggf. auch in erweiterten Kombinationen mit IPV, Hepatitis B und Hib (☞ Kap. 3.8.).

Im ersten Lebensjahr werden beginnend im Alter von 2 Monaten 3 Dosen im Abstand von jeweils mindestens 4 Wochen (Schweiz: 8 Wochen) i.m. verabreicht.

Vakzine	Hersteller	Pert.toxin (μg/Dosis)	FHA (μg/Dosis)	Pertaktin (μg/Dosis)
Infanrix® und erweiterte Kombinationen	SmithKline Beecham	25	25	8
Pa-Vaccinol®/ Pac Merieux®	Connaught/ Biken	23.4	23.4	-
Tetravac®Pentavac® Hexavac®	Pasteur-Merieux	25	25	-

Tab. 4.5: Antigenzusammensetzung der gegenwärtig in Deutschland zugelassenen Vakzinen mit azellulärer Pertussiskomponente (Stand: April 2000).

Die 4. Dosis folgt ab dem Alter von 1 Jahr (Österreich: 14 Monate, Schweiz: 15 Monate), frühestens jedoch 6 Monate nach dem 3. Impftermin. In der Schweiz wird eine 5. Pertussisimpfdosis im Alter von 4-7 Jahren, in Deutschland zwischen dem 11. und 18. Lebensjahr empfohlen.

Da über die Austauschbarkeit der verschiedenen azellulären Pertussisvakzinen keine Untersuchungen vorliegen, sollte während der Impfserie der Impfstoff möglichst nicht gewechselt werden, wohingegen eine früher mit Ganzkeimimpfstoff begonnene Immunisierung mit einem azellulären Impfstoff vervollständigt werden kann.

Die bis 1991 in Deutschland geltende Altersbeschränkung der Pertussisimpfung auf die ersten beiden Lebensjahre wurde grundsätzlich aufgehoben, da sie unbegründet ist. Es wird empfohlen, die Pertussisimmunisierung bis zum vollendeten 18. Lebensjahr nachzuholen oder zu vervollständigen. Bislang ungeimpfte Jugendliche benötigen ab dem 14. Geburtstag lediglich 2 Impfdosen. Ergibt sich für Erwachsene eine Impfindikation (z.B. bei erhöhter beruflicher Gefährdung gemäss der deutschen "Biostoffverordnung"), so ist unabhängig von der Anzahl der vorausgegangenen Impfungen *eine* Impfdosis ausreichend.

Für Nachholimpfungen bei früher nur DT-geimpften Kindern stehen monovalente azelluläre Pertussisvakzinen zur Verfügung. Sie enthalten weder Diphtherie- noch Tetanustoxoid und führen deshalb zu keiner Überimpfung mit diesen Antigenen.

Jahrzehntelang war unter Verwendung der Ganzkeimvakzinen bei ausreichend hoher Durchimmunisierung von Säuglingen und Kleinkindern die Pertussiserkrankung in diesen Altersgruppen gut unter Kontrolle. Es zeigte sich jedoch, daß sich nur eine unzureichende Herdimmunität bildete, was an zahlreichen Erkrankungen bei jungen, noch ungeschützten Säuglingen sowie bei ehemals geimpften Jugendlichen und Erwachsenen mit nachlassendem Impfschutz deutlich wurde. In zahlreichen Ländern wird deshalb heute eine Fortführung des Pertussisimpfschutzes nicht nur in das Adoleszenten-, sondern auch für das Erwachsenenalter diskutiert. Dies könnte zur Empfehlung von regelmäßigen Auffrischungen alle 10 Jahre führen.

Folgende **Kontraindikationen** bestehen derzeit für die Pertussisimpfung:

- akute, mit hohem Fieber einhergehende, behandlungsbedürftige Erkrankungen (ausgenommen banale respiratorische Infekte): Verschiebung des Impfbeginns

- bekannte, schwere allergische Reaktionen auf Bestandteile des Impfstoffes

- wenn der Impfling binnen 7 Tagen nach einer vorausgegangenen Pertussisimpfung an einer Enzephalopathie unklarer Ätiologie erkrankte

Darüber hinaus gelten folgende Ereignisse nach einer vorausgegangenen Pertussisimpfung (unabhängig von der Art des verwendeten Impfstoffes) als eine relative Kontraindikation für weitere Pertussisimpfungen, d.h. die Impfindikation ist laut Fachinformationen "unter Abwägung von Nutzen und Risiko besonders streng zu stellen":

- Fieber $\geq$ 40,5 °C ohne andere erkennbare Ursache binnen 48 Stunden nach Impfung

- Kollaps oder schockähnlicher Zustand binnen 48 Stunden nach Impfung

- anhaltendes Weinen oder Schreien über mehr als 3 Stunden binnen 48 Stunden nach Impfung

- zerebraler Krampfanfall binnen 72 Stunden nach Impfung

Hier steht der impfende Arzt vor einer praktisch unlösbaren Aufgabe. Wie sollen Nutzen und Risiko der Pertussisimpfung abgewogen werden, wenn einerseits das individuelle Infektionsrisiko nicht vorhersehbar ist und andererseits das Wiederholungsrisiko für eine der genannten "Nebenwirkungen" nicht exakt bekannt ist? In der Praxis führen diese relativen Kontraindikationen deshalb aus Angst vor juristischen Folgen in den meisten Fällen leider zum Abbruch der Pertussisimpfserie.

Die **Wirksamkeit von Pertussisvakzinen** läßt sich nicht ohne weiteres in Prozentwerten angeben. Dies hat folgende Gründe:

- Es besteht kein Konsens darüber, wovor die Pertussisimpfung schützen soll: allein vor der Erkrankung oder aber vor Infektion mit *B. pertussis*, unabhängig von der Ausprägung der Symptomatik?

- Es gibt keine klare, befriedigende und allgemein anerkannte Definition für Pertussis. Die Symptomatik variiert erheblich, die mikrobiologische Bestätigung, daß es sich bei einer Hustenerkrankung tatsächlich um eine *B. pertussis* Infektion handelt, gelingt nicht immer

- Bei Ganzkeimvakzinen gibt es, produktionstechnisch bedingt, beträchtliche chargenabhängige Unterschiede. Die für eine bestimmte Vakzine ermittelte Wirksamkeit läßt sich deshalb nicht verallgemeinern

- Schließlich existiert für die Pertussisimpfung kein gesichertes serologisches Korrelat für Schutz vor Erkrankung. D.h., es ist nicht bekannt, welche Antikörperhöhe gegen welche(s) Pertussisantigen(e) mit Schutz vor Erkrankung korreliert. Untersuchungen sprechen insbesondere dem Pertaktin eine große Bedeutung zu

In der Summe erschweren all diese Faktoren eine exakte Beurteilung der Wirksamkeit von Pertussisvakzinen. Entsprechend finden sich in der Literatur für Ganzkeimvakzinen Angaben zur Schutzrate zwischen 0 und nahezu 100 %. Die Mehrheit der gut durchgeführten Studien ergab jedoch Schutzraten in der Größenordnung zwischen 80 und 95 % für typische Pertussiserkrankungen. Die WHO definiert dabei eine "typische" Pertussis als eine mikrobiologisch gesicherte *B. pertussis* Infektion mit anfallsartigem Husten von mindestens 3wöchiger Dauer.

Die in den vergangenen 15 Jahren durchgeführten großen Feldstudien zur Bestimmung der Wirksamkeit neuer azellulärer Pertussisvakzinen resultierten in aufschlußreichen neuen Erkenntnissen, die sich wie folgt zusammenfassen lassen:

- In den meisten Untersuchungen war die ermittelte Wirksamkeit der azellulären Vakzinen um etwa 5-10 Prozent geringer als die der Ganzkeimvakzinen.

- Alle Pertussisvakzinen besitzen gegenüber typischen Erkrankungen eine deutlich bessere Wirksamkeit (um 85 %) als gegenüber weniger typischen, milden Erkrankungen (50-75 %)

- Tendenziell zeigten azelluläre Vakzinen mit drei und mehr Pertussisantigenen eine bessere Wirksamkeit als azelluläre Vakzinen mit ein oder zwei Antigenen

- Bisherige Langzeitbeobachtungen sprechen für eine anhaltende Schutzdauer von mindestens 6 Jahren nach Grundimmunisierung in den ersten beiden Lebensjahren

Der entscheidende Vorteil der azellulären Vakzinen gegenüber den konventionellen Ganzkeimimpfstoffen liegt in deren deutlich besserer Verträglichkeit, wie beispielsweise die Ergebnisse der Erlanger Pertussis-Impfstudie eindrucksvoll belegen (Tabelle 4.6). Impfungen mit Pertussis-Ganzkeimvakzine rufen bei bis zu 50 % der Impflinge vorübergehende, lokale und systemische Nebenwirkungen hervor. Dazu gehören Rötung, Schwellung und Schmerzen an der Impfstelle sowie Temperaturanstieg, Unleidlichkeit und Appetitmangel als die häufigsten systemischen Nebenwirkungen. Bei Verwendung azellulärer Vakzinen sind die Nebenwirkungsraten signifikant geringer und unterscheiden sich nicht von der nach alleiniger DT-Impfung (Tabelle 4.1).

Nebenwirkungen (%)	1. Dosis		2. Dosis		3. Dosis		4. Dosis	
	DPT	DTaP	DPT	DTaP	DPT	DTaP	DPT	DTaP
Lokale								
Rötung	15	2	11	3	11	6	14	10
Schwellung	17	2	13	4	11	6	14	9
Systemische								
Temperatur ≥ 38 °C	46	7	37	13	42	17	54	28
Unleidlichkeit	47	18	33	18	29	16	32	15
Müdigkeit	40	23	25	16	20	12	22	11
Appetitmangel	21	10	14	9	12	7	17	9

Tab. 4.6: Lokale und systemische Nebenwirkungen nach DPT- bzw. DTaP-Impfung bei jeweils etwa 4000 deutschen Kindern im Alter von 3, 4.5, 6 und 16 Monaten (modifiziert nach Schmitt-Grohé et al, Dev Biol Stand 89, 113-118; 1997).

Seltenere Nebenwirkungen nach Ganzkeimimpfung sind länger anhaltendes Weinen, schrilles Schreien sowie bei dazu prädisponierten Impflingen das Auslösen von zerebralen Krampfanfällen, meist im Zusammenhang mit Fieber. Auch diese Reaktionen treten nach Impfung mit azellulärer Vakzine noch seltener auf. Bei Auffrischimpfungen (4. oder 5. Dosis) werden gelegentlich ausgeprägte Extremitätenschwellungen beobachtet. Sie sind von kurzer Dauer (1-2 Tage) und erfordern keine besondere Behandlung.

Eine bis heute ätiologisch ungeklärte postvakzinale Verhaltensauffälligkeit sind darüber hinaus die sogenannten **hypoton-hyporesponsiven Episoden.** Sie treten typischerweise bei Säuglingen etwa 1 bis 12 Stunden nach der Impfung auf. Das betroffene Kind wird plötzlich blaß, zeigt einen reduzierten Muskeltonus ("hypoton"), ist nicht ansprechbar ("hyporesponsiv") und in einem schockähnlichen Zustand. Dem Ereignis geht ebenfalls meist ein Fieberanstieg voraus. Objektive Veränderungen wie z.B. Hypoglykämien oder Blutdruckabfall werden jedoch nicht beobachtet, vielmehr kommt es binnen weniger Minuten bis zu mehreren Stunden zu einer restitutio ad integrum.

> In keinem einzigen Fall wurde bisher ein bleibender Schaden registriert.

Es muß betont werden, daß hypoton-hyporesponsive Episoden nicht ausschließlich nach Impfungen mit Pertussis-Ganzkeimkomponente, sondern auch nach Impfung mit azellulärer Pertussiskomponente und nach Impfungen ohne Pertussiskomponente, wie z.B. DT, beobachtet werden. Wie die Zusammenstellung verschiedener großer Studien der jüngsten Zeit in Tabelle 4.7. zeigt, gibt es darüber hinaus erhebliche Unterschiede in der Häufigkeit dieses Ereignisses in verschiedenen Populationen.

Insgesamt läßt sich somit feststellen, daß Nebenwirkungen mit den heute verfügbaren DTaP-Kombinationsimpfstoffen mit azellulärer Pertussiskomponente nicht häufiger sind als bei alleiniger DT-Impfung.

Seit Einführung der azellulären Pertussisimpfstoffe ist die Durchimpfungsrate in Deutschland von ehemals < 15 % (vor 1991) auf > 80 % gestiegen.

4.4. Poliomyelitis (Kinderlähmung)

4.4.1. Ätiologie, Pathogenese und Epidemiologie

Die Poliomyelitis ist eine Virusinfektion, die von drei Poliomyelitis-Virustypen (aus der Gruppe der Pico-RNA-Viren) hervorgerufen werden kann und in ihrer Maximalform zu paralytischen Lähmungen führt. Die Viren werden fäkal-oral oder über Tröpfcheninfektion übertragen. Der Mensch ist der einzige natürliche Wirt der Poliomyelitisviren, sie lassen sich aber experimentell auf andere Primaten (Rhesusaffen, Schimpansen) übertragen. Zwischen den 3 Typen besteht keine Kreuzimmunität. Die Bezeichnung "Kinderlähmung" ist irreführend, da zwar durch die hohe Durchseuchung früher fast ausschließlich Kinder betroffen

Region	Hypoton-hyporesponsive Episoden/Zahl der Impfdosen		
	DPT	DTaP	DT
Schweden/Göteburg	-/-	0/5124	0/5130
Schweden/Stockholm	5/6143	1/15349	0/7667
Italien	9/13520	1/27474	2/4540
Senegal	0/6595	0/6881	-/-
Deutschland/Mainz	-/-	1/67000	-/-
Deutschland/München	-/-	2/41615	-/-
Deutschland/Erlangen	1/16424	0/16644	0/4977
Summe	15/42682	5/180087	2/22314
Häufigkeit	1:2845	1:36017	1:11157

Tab. 4.7: Häufigkeit von hypoton-hyporesponsiven Episoden nach Impfung mit DPT-, DTaP- und DT-Impfstoffen (modifiziert nach Heininger und Richter, Monatsschr Kinderheilkd 146, 972-975; 1998).

waren, grundsätzlich aber Erwachsene ebenso erkranken können.

Wie bei anderen Enteroviren kommt es nach oraler oder respiratorischer Aufnahme der Poliomyelitisviren zunächst zu einer lokalen Virusvermehrung in der Darmmukosa bzw. im Pharynx. Eine erste virämische Phase um den 3. Tag nach Infektion führt zur Virusausbreitung in zahlreiche Organe. Die anhaltende Virusreplikation bedingt eine zweite, ausgeprägtere Virämie und gleichzeitig den Beginn der Symptome beim Patienten. Bei einem Teil der Infizierten kommt es zur Beteiligung des zentralen Nervensystems. Die Viren schädigen die motorischen Vorderhornzellen des Rückenmarks und bewirken dadurch asymmetrische schlaffe Lähmungen. Die Antikörperbildung beim Patienten führt zur raschen Viruseliminierung aus allen Organen mit Ausnahme des Gastrointestinaltraktes, so daß die Viren noch wochenlang im Stuhl ausgeschieden werden und somit die Kontagiosität aufrecht erhalten bleibt.

Vor Einführung der Schutzimpfung war die Poliomyelitis eine weltweit vorkommende endemische Erkrankung. Noch 1961, dem Jahr vor der Einführung der Schluckimpfung (orale Poliomyelitis-Vakzine = OPV), gab es in der damaligen Bundesrepublik Deutschland 4461 gemeldete Erkrankungen mit 305 Todesfällen. Nach Einführung der OPV gingen die Erkrankungszahlen schlagartig zurück. Seit 1985 wurden in Deutschland nur noch 14 Poliomyeliditen durch Wildvirusinfektion registriert, davon die letzte in Deutschland erworbene 1986 und die letzten beiden importierten Erkrankungen 1992. Nach 1992 traten keine Wildvirusinfektionen in Deutschland mehr auf. Im Gegensatz dazu werden bei Impflingen oder deren Kontaktpersonen jährlich etwa 1 bis 2 sogenannte "Vakzine-assoziierte paralytische Poliomyeliditen" (☞ Kap. 4.4.4.2.) nach OPV beobachtet.

In Ländern, die auf die Wirksamkeit der inaktivierten Poliomyelitis-Vakzine (IPV) vertrauten (z.B. Niederlande, Frankreich, Skandinavien) und diese konsequent einsetzten, war nach Einführung der Impfung ein ähnlicher Rückgang der Morbidität zu verzeichnen wie bei Verwendung von OPV.

Es ist heute das erklärte Ziel der WHO, die Poliomyelitis durch flächendeckende globale Impfung auszurotten. Dieses Ziel scheint erreichbar. So war seit 1994 kein einziger Fall einer endogenen Poliomyelitis auf dem gesamten amerikanischen Kontinent mehr aufgetreten, ehe im Jahr 2000 nochmals kurzfristig lokal begrenzte Ausbrüche auf Haiti und der Dominikanischen Republik durch ein mutiertes Poliomyelitis-Impfvirus Typ 1 registriert wurden. Die wenigen Regionen, in denen gegenwärtig noch Poliomyelitis-Viren endemisch zirkulieren, sind in Tabelle 4.8 angeführt.

Region	Fälle
Afrika	1763
Europa	0
Östliches Mittelmeer	465
Südostasien	609
Westl. Pazifik	0
Amerika	12
Gesamt	2849

Tab. 4.8: Regionen mit gemeldeten Poliomyelitis-Wildinfektionen (nach Meldungen an die WHO; Stand 2000).

Krankheitsverdacht (!), Erkrankung und Tod an Poliomyelitis sind laut §6 Infektionsschutzgesetz in Deutschland namentlich meldepflichtig. Als Verdacht gilt jede akute, schlaffe Lähmung, ausgenommen traumatischer Ursache.

4.4.2. Krankheitsbild und Diagnose

 Krankheitsbild

Nach einer Inkubationszeit von etwa 7 bis 14 Tagen ergeben sich für den infizierten Patienten grundsätzlich folgende Verlaufsmöglichkeiten mit sehr unterschiedlicher Wahrscheinlichkeit:

- inapparente Infektion (90-95 %)
- milde Erkrankung ("minor illness") mit Temperaturanstieg, Abgeschlagenheit, Enteritis, Rhinitis über etwa 1 Woche (4-8 %)
- minor illness gefolgt von der sogenannten nichtparalytischen Poliomyelitis unter dem Bild einer aseptischen Meningitis (1-2 %)
- minor illness gefolgt von der paralytischen Poliomyelitis (1 %)

Die nichtparalytische Poliomyelitis manifestiert sich als eine aseptische Meningitis etwa eine Woche nach der "minor illness". Die Prognose ist gut.

Die seltene **paralytische Verlaufsform** ist die gefürchtetste Variante der Infektion, weil sie bei 10 % der davon Betroffenen zu bleibenden Lähmungen führt. Betroffen sind ausschließlich die motorischen Nerven, was zu einer asymmetrischen, schlaffen Lähmung der von ihnen abhängigen Muskelpartien führt; die entsprechenden Muskeleigenreflexe erlöschen. Vorwiegend betroffen sind die proximalen Muskeln der unteren Extremitäten. Bemerkenswert ist, daß bei infizierten Personen durch Traumata wie i.m. Injektionen, körperliche Anstrengung u.ä. Paralysen provoziert werden können. Diese Maßnahmen sind daher kontraindiziert.

Bei Beteiligung der Atemmuskulatur entwickelt sich eine beatmungspflichtige respiratorische Insuffizienz. Sie ist noch ausgeprägter, wenn als Sonderform der paralytischen Poliomyelitis Hirnnervenlähmungen hinzutreten (**bulbäre oder bulbopontine Form**), da hier neben Schluckstörungen und Augenmuskellähmungen auch Atem- und Herz-Kreislauf-Dysregulationen hinzutreten. Die Ateminsuffizienz war die ausschlaggebende Ursache für die Letalität der Poliomyelitis und führte zur Entwicklung der ersten künstlichen Beatmungsmaschinen ("eiserne Lungen"). Bei etwa 90 % der paralytisch Erkrankten kommt es nach vielen Monaten bis wenigen Jahren zu einer Rückbildung der Lähmungen.

Ätiologisch ungeklärt ist das sogenannte **Postpoliomyelitis-Syndrom**, von dem etwa 25 % aller einst paralytisch erkrankten Personen nach einer jahrzehntelangen beschwerdefreien Latenzzeit betroffen sind. Es kommt zu Muskelschwäche und -atrophie in den einstmals paralytischen Muskelgruppen. Histologisch zeigen sich in den entsprechenden Vorderhornzellen des Rückenmarks Zelluntergänge. Eine Viruspersistenz ist nicht nachweisbar.

Bei Poliomyelitiserkrankung in der Schwangerschaft kann es zum Abort oder zu konnatalen Muskellähmungen beim Neugeborenen kommen.

Diagnose

Die Diagnose wird in erster Linie aufgrund der vorhandenen Symptome gestellt. Die asymptomatischen oder milden Erkrankungsformen bleiben verständlicherweise meist unerkannt. Die Diagnose kann durch Virusnachweis im Stuhl, Rachen oder Liquor gesichert werden. Ferner lassen sich Antikörper im Serum nachweisen. Moderne molekularbiologische Typisierungsverfahren erlauben die sichere Unterscheidung der Wildtypen von den Impfstämmen.

4.4.3. Therapie

Die Poliomyelitis kann nur symptomatisch behandelt werden. Dies beinhaltet, je nach Erkrankungsstadium, Bettruhe, ggf. parenterale Ernährung und künstliche Beatmung sowie begleitende krankengymnastische Behandlungen. Im Fall bleibender Paralysen ist eine orthopädische Versorgung (Orthesen, Gehhilfen, Rollstuhl) notwendig.

4.4.4. Prävention

4.4.4.1. Chemoprophylaxe

Eine Chemoprophylaxe steht nicht zur Verfügung.

4.4.4.2. Impfung

Die Entdeckung der Poliomyelitisviren, ihr Übertragungsmechanismus und schließlich die Entwicklung von Impfstoffen verlief in folgenden Schritten:

- 1887 und 1895: Medin beschreibt in Schweden das epidemische Auftreten der Poliomyelitis und klassifiziert die verschiedenen Erkrankungsformen
- 1909: Landsteiner und Popper berichten die Übertragbarkeit der Erkrankung auf Rhesusaffen
- 1912: Kling und Mitarbeiter weisen das Virus im Gastrointestinaltrakt Infizierter nach
- 1951: Nachweis der 3 verschiedenen Virustypen in den USA
- 1955: Einführung der von Salk in den USA entwickelten Totvakzine (inaktivierte Poliomyelitis-Vakzine = IPV) mit allen 3 Virustypen
- 1961: Einführung der von Sabin in den USA entwickelten attenuierten Lebendvakzine (orale Poliomyelitis-Vakzine = OPV) mit allen 3 Virustypen

Es stehen somit seit mehreren Jahrzehnten grundsätzlich zwei Impfstoffe zur Verfügung: die oral anzuwendende Lebendimpfung nach Sabin (OPV), bestehend aus attenuierten Poliomyelitisvirustypen 1-3 und die parenteral zu applizierende Totimpfung nach Salk (IPV; ebenfalls Typen 1-3).

In den meisten Ländern war bis vor kurzem die OPV die vorwiegend verwendete Vakzine. Einige Länder zogen aus Sicherheitsgründen die IPV der OPV vor. Eine Gegenüberstellung der Vor- und Nachteile von OPV und IPV ist in Tabelle 4.9 dargestellt.

▶ OPV

Die Attenuierung der Poliomyelitisviren für die Herstellung der OPV erfolgt durch mehrere Zellpassagen und anschließende Selektion von mutierten, avirulenten Stämmen. Nach Hinzufügen von Stabilisatoren ist die Vakzine lange Zeit bei Temperaturen zwischen 2 und 8 °C lagerfähig.

Bei Verwendung von OPV werden insgesamt 3 Impfdosen empfohlen, um eine Immunität gegenüber allen 3 in der Vakzine enthaltenen Virustypen zu gewährleisten. Bei Impflingen mit Immunschwäche (angeboren oder erworben) oder engem Kontakt der Impflinge zu Immundefizienten ist die Verwendung von OPV kontraindiziert, da eine unkontrollierte Ausbreitung der attenuierten Impfviren im Organismus des Immungeschwächten möglich ist und dadurch das Vollbild einer Impfpoliomyelitis droht!

Nach der ersten Dosis OPV kommt es ab dem 7. Tag vorübergehend zur **Ausscheidung der Impfviren im Stuhl** (Dauer: eine bis mehrere Wochen). Dies kann zu einer unbeabsichtigten "Mitimpfung" von engen Kontaktpersonen in der Umgebung des Impflings führen, was einerseits gewollt (Aufbau einer Herdimmunität), andererseits aber auch ungewollt sein kann, wenn die Impfviren zu virulenten Varianten remutieren (Kontaktpolio-myelitis). Deshalb ist nach Kontakt mit Exkrementen von OPV-geimpften Personen (z.B. beim Windelwechsel) sorgfältiges Händewaschen und -desinfektion angezeigt. Die lokale Infektion mit den Impfviren führt zur Bildung von spezifischen sekretorischen IgA-Antikörpern im Darm des Impflings sowie von zirkulierenden IgG-Antikörpern. Bei späterem Kontakt mit dem entsprechenden Wildvirus wird dieses bereits im Darm in seiner Vermehrung behindert und zudem im Falle einer Virämie durch die IgG-Antikörper neutralisiert. Darauf beruht der Impfschutz. Durch die Konkurrenz der drei attenuierten Impfviren führt die erste Impfung nicht immer zur spezifischen Antikörperbildung gegen alle 3 Virustypen. Deshalb werden mehrere Wiederholimpfungen im Abstand von mindestens 6 Wochen empfohlen. Die Ausscheidung der Impfviren über den Stuhl ist bei den Wiederholimpfungen mit etwa einer Woche Dauer deutlich kürzer als nach der ersten Impfung. Nach dreimaliger Schluckimpfung haben nahezu 100 % aller Impflinge zirkulierende IgG-Antikörper gegen Poliomyelitisviren 1 und 2 und etwa 90 % auch gegen Typ 3. Experimentelle Untersuchungen weisen darauf hin, daß bei einigen wenigen Impflingen im Laufe von vielen Jahren die Serumantikörper deutlich sinken und eine erneute OPV Impfung zu einer Boosterung führt, während die Mehrheit der Personen noch hohe Serumantikörper besitzt und auf die erneute Impfung nicht erkennbar reagiert. Die **Verträglichkeit** der OPV ist im allgemeinen sehr gut. Etwa ab dem 3. postvakzinalen Tag kommt es bei einem kleinen Teil der Impflinge (< 10 %) vorübergehend zu Tempe-

Merkmal	OPV	IPV
Impfstoffart	attenuiert (Lebend)	inaktiviert (Tot)
Anwendung	oral	intramuskulär (oder s.c.)
Induzierte Immunität	humoral und enteral	humoral
Ausbildung einer Herdimmunität	ja	(ja)
Impfvirus-Ausscheidung	ja	nein
Dauer der Immunität	vermutlich lebenslang	regelmäßige Boosterungen notwendig
Reversion zu virulenten Mutanten	möglich	nicht möglich
Einsetzbar bei Immundefizienz	nein	ja
Preis	gering	teurer
Akzeptanz	sehr hoch	hoch

Tab. 4.9: Wesentliche Merkmale von OPV und IPV im Vergleich.

raturanstieg und anderen unspezifischen Symptomen. Zwischen dem 1. und 4. postvakzinalen Tag werden gelegentlich leichte, nicht behandlungsbedürftige Durchfälle beobachtet.

Lange Zeit sehr kontrovers diskutiert und heute von der Mehrheit der Experten als ein Problem erachtet ist das seltene Auftreten von sogenannten "Impfpoliomyelitiden". Darunter versteht man die Manifestation einer schlaffen Lähmung zwischen dem 7. und 30. postvakzinalen Tag beim Impfling bzw. zwischen dem 7. und 60. Tag bei einer Kontaktperson des Impflings, die mindestens 60 Tage lang besteht. Diese sogenannten **"Vakzine-assoziierten paralytischen Poliomyelitiden" (VAPP)** werden möglicherweise durch spontane Rückmutationen der attenuierten Impfviren während der Darmpassage im Impfling verursacht, was insbesondere beim Impfvirustyp 3 beobachtet wird. Lähmungen, die die Definition einer Impfpoliomyelitis erfüllen, werden in einer Häufigkeit von etwa 1:5 Millionen Impfdosen beim Impfling selbst und 1:15 Millionen bei Kontaktpersonen beobachtet. Da spontane Rückmutationen aber wesentlich häufiger auftreten als assoziierte Lähmungen ist nicht zweifelsfrei gesichert, daß diese Lähmungen tatsächlich von den attenuierten Impfviren verursacht werden.

Dennoch haben in den letzten Jahren in Anbetracht des drastisch zurückgegangenen Risikos einer Wildinfektion viele Länder dieser Problematik vermehrte Aufmerksamkeit geschenkt und teilweise ihre Impfstrategie geändert. In den USA ging man zunächst von der alleinigen OPV Impfung auf ein sequentielles Schema über, wie es in Dänemark seit vielen Jahren angewendet wird: Zwei Dosen IPV induzieren eine humorale Immunität, ehe anschließend durch zwei Dosen OPV die Darmimmunität induziert wird. So lassen sich die Vorteile beider Vakzinen weitestgehend vereinen (Darm- und Serumimmunität) und die Nachteile (VAPP-Risiko) verringern. Seit Anfang 2000 wird in den USA auch die alleinige Verwendung von IPV empfohlen.

In Deutschland wird seit Anfang 1998 die Verwendung von OPV generell nicht mehr empfohlen und deshalb praktisch ausschließlich IPV verwendet. Für den (unerwarteten) Fall eines plötzlichen Poliomyelitis-Ausbruchs wird für sogenannte Riegelungsimpfungen wie bisher OPV empfohlen, weshalb die Zulassung von OPV-Impfstoffen trotz geänderter Impfempfehlung nicht aufgehoben wurde. In der Schweiz und in Österreich wurde 1999 zu einem sequentiellen Schema übergegangen und ab 2001 ebenfalls ausschliesslich auf IPV gewechselt.

▶ IPV

Der Poliomyelitis-Totimpfstoff besteht aus den 3 inaktivierten Virustypen (IPV) und wird parenteral (i.m. bzw. s.c. nach Angaben des Impfstoffherstellers) angewendet. Nach Anzucht auf Affennierenzellen oder diploiden humanen Zellen, Konzentration und Reinigung werden die Viren durch Zusatz von Formaldehyd inaktiviert. Alle derzeit in Deutschland, Österreich und der Schweiz zugelassenen IPV-Produkte besitzen gegenüber früheren Produkten eine verbesserte Antigenität ("enhanced IPV" = eIPV) mit einem Verhältnis der Antigeneinheiten der Virustypen 1, 2 und 3 von 40 zu 8 zu 32.

Das Impfschema zur **Grundimmunisierung** lautet wie folgt:

- bei Verwendung von IPV als Einzelimpfstoff je nach Hersteller 2 (im Abstand von 8 Wochen) bis 3 Impfdosen (im Abstand von 4-8 Wochen und 12 Monaten)
- bei Verwendung von IPV in Kombinationsimpfstoffen (DTaP/Hib/Hepatitis B) aus Praktikabilitätsgründen 4 Impfungen: 3 im ersten Lebensjahr (Abstand je 4 Wochen), eine im 2. Lebensjahr (mindestens 6 Monate nach der 3. Impfung)

Empfehlung bezüglich **Auffrischimpfungen:** Eine einmalige Auffrischimpfung ist für Jugendliche im Alter von 9-17 Jahren empfohlen. Weitere Auffrischimpfungen alle 10 Jahre nur für Risikopatienten. Dazu gehören u.a. beruflich exponierte Personen, Asylbewerber aus sowie Reisende in Endemiegebiete (☞ Tabelle 4.8).In der Schweiz werden insgesamt 5 IPV-Impfzeitpunkte empfohlen: Im Alter von 2, 4, 6 und 15-23 Monaten sowie ein letztes Mal mit 4-7 Jahren. In Österreich wird IPV im 3., 4. und 5. Lebensmonat sowie im 7. und 14.-15. Lebensjahr und dann weiterhin auch bei Erwachsenen alle 10 Jahre appliziert.

Bei Impflingen, deren Impfserie mit OPV begonnen wurde aber noch nicht vollständig durchgeführt wurde, gelten folgende Empfehlungen:

- nach 1 OPV: frühestens nach 4 Wochen als 2. Impfung IPV, weitere 4 Wochen später erneut IPV
- nach 2 OPV: frühestens nach 4 Wochen als 3. Impfung IPV

Wirksamkeit und Verträglichkeit der IPV sind sehr gut. Nahezu 100 % aller Impflinge besitzen nach 2 (bzw. 3) Impfdosen IgG-Antikörper gegen alle 3 Virustypen. Lokale (Rötung, Schwellung, Schmerzen an der Impfstelle) und systemische Impfnebenwirkungen (Fieber, Müdigkeit, Appetitmangel u.ä.) sind selten.

Da durch IPV - im Gegensatz zu OPV - vorwiegend ein Individualschutz induziert wird, muß bei ausschließlicher Verwendung dieser Vakzineart die Durchimmunisierungsrate ähnlich hoch gehalten werden wie dies mit OPV der Fall war (>95 %). Anderenfalls bestünde bei Wiedereinschleppung von Wildviren in unsere Bevölkerung die Gefahr einer erneuten Zirkulation der Erreger, weil die mit IPV geimpften Infizierten die Wildviren im Stuhl ausscheiden können.

Folgende **Kontraindikationen** sind bei der Anwendung von OPV oder IPV zu beachten:

- akute, mit hohem Fieber einhergehende, behandlungsbedürftige Erkrankungen (ausgenommen banale respiratorische Infekte)
- bekannte, schwere allergische Reaktionen auf Bestandteile des Impfstoffes

Zusätzlich gelten als Kontraindikationen für **OPV**:

- Durchfallerkrankungen
- Impflinge (oder Personen in deren Wohngemeinschaft) mit angeborenen oder erworbenen Immundefekten oder HIV-Infizierte (symptomatisch oder asymptomatisch)

4.5. Haemophilus influenzae Typ B Infektionen

4.5.1. Ätiologie, Pathogenese und Epidemiologie

Haemophilus influenzae ist ein ausschließlich humanpathogenes, Gram-negatives Stäbchenbakterium. Es führt bereits in den ersten Lebensjahren in hohem Maße zur Besiedelung des Nasopharynx

und ruft bei einem Teil der Kolonisierten eine Vielzahl verschiedener Erkrankungen hervor. Die Übertragung erfolgt durch Tröpfcheninfektion von Mensch zu Mensch. Die Namensbezeichnung geht auf die kulturellen Wachstumsbedingungen ("haemophil", d.h. Blut benötigend) sowie die frühere, irrtümliche Ansicht, es handle sich bei dem Erreger um den Auslöser der Grippe (Influenza).

In Abhängigkeit von biochemischen Fähigkeiten unterscheidet man 8 Biotypen, wobei Biotyp I prädominiert.

Unabhängig davon unterscheidet man

- unbekaspelte
- und bekapselte Typen

Die unbekapselten Typen verursachen vorwiegend nichtinvasive Infektionen der oberen (Otitis, Sinusitis) und unteren (Pneumonien) Luftwege.

Im Gegensatz dazu sind invasive Erkrankungen meistens die Folge einer Infektion mit einem bekapselten Typen. Die Kapsel besteht aus Polysacchariden, wovon 6 unterschiedliche Typen bekannt sind (a bis f). Mit Abstand am häufigsten sind Infektionen mit Kapseltyp b (=Hib), bei dessen Polysaccharid es sich um Polyribosylphosphat (PRP) handelt.

> Die Kapsel ist ein wesentliches Virulenzmerkmal, da sie das Bakterium vor der Phagozytose des Wirtes schützt.

Vor Einführung der Impfungen gegen Hib waren etwa 5 % aller Kinder mit Hib im Nasopharynx kolonisiert. Nur ein geringer Teil dieser Kinder erkrankte an einer invasiven Infektion. Dabei überwinden die Bakterien die Mukosabarriere und dringen in die Blutlaufbahn ein. Daraus resultiert entweder ein septisches Krankheitsbild, eine eitrige Meningitis, die Epiglottitis, eitrige Arthritiden oder Phlegmonen. Die Mechanismen, die zur Invasion des Erregers führen sowie die Ursachen für die unterschiedlichen Organmanifestationen sind dabei unbekannt.

Vor Einführung der Hib-Schutzimpfung im Jahr 1990 erkrankte in Deutschland jedes 500. Kind in den ersten 5 Lebensjahren an einer invasiven Hib-Infektion. Somit kam es jährlich zu mehr als 1500 schweren, hospitalisierungspflichtigen Hib-Infektionen. Jenseits des 5. Lebensjahres wurden dagegen kaum noch invasive Infektionen beobachtet, da zu diesem Zeitpunkt fast jedes Kind protektive Antikörper natürlich erworben hatte, die gegen das Hib-Kapselpolysaccharid gerichtet sind. Der Altersgipfel der Hib-Meningitis lag zwischen dem 7. und 12. Lebensmonat, wohingegen von der Epiglottitis vorwiegend Kleinkinder im Alter von 3-4 Jahren betroffen waren.

Nach 1990 gingen die Erkrankungszahlen drastisch zurück. So wurden der "Erhebungseinheit für seltene pädiatrische Erkrankungen in Deutschland" (ESPED) 1993 insgesamt nur noch 121 systemische Hi-Erkrankungen gemeldet, wobei es sich zwar überwiegend aber nicht ausschließlich um Hib-Erkrankungen handelte, da nicht in jedem Fall eine Kapseltypisierung erfolgte. Nach 1993 wurden jedes Jahr weniger als 70 systemische Hi-Infektionen gemeldet, wovon die meisten Erkrankungen durch rechtzeitige aktive Immunisierungen hätten verhindert werden können.

Eine überraschende Erkenntnis der letzten Jahre war, daß durch großflächige Hib-Immunisierungen nicht nur die Erkrankungszahlen bei den geimpften Kindern, sondern auch bei den (wenigen) ungeimpften Kindern signifikant zurückgingen. Die Erklärung dieser unerwarteten Beobachtung ist vermutlich der Rückgang von Hib-Kolonisierungsraten bei Geimpften. Dies führt zu einem Rückgang der Expositionsmöglichkeit für Ungeimpfte und somit zur Ausbildung einer Herdimmunität.

> Der direkte Nachweis von Haemophilus influenzae aus Blut oder Liquor ist laut §7 Infektionsschutzgesetz in Deutschland meldepflichtig!

4.5.2. Krankheitsbild und Diagnose

 Krankheitsbild

Nach einer Inkubationszeit von wenigen Tagen führen Infektionen mit Hib zu einer Reihe verschiedener lokaler und systemischer Erkrankungen (Tabelle 4.10). Die meisten der aufgeführten lokalen Erkrankungen werden allerdings häufiger von nichtbekapselten Hi-Erregern als von Hib hervorgerufen.

Lokal	Systemisch
• Pharyngitis	• Meningitis
• Sinusitis	• Epiglottitis
• Otitis media	• Phlegmone
• Mastoiditis	• Arthritis purulenta
• Konjunktivitis	• Osteomyelitis
• Bronchitis	• Sepsis
• Pneumonie	

Tab. 4.10: Lokale und systemische Hib-Erkrankungen.

Gefürchtet sind die systemischen Hib-Infektionen.

Früher war Hib für 50 % aller **eitrigen Meningitiden** verantwortlich. Sie sind durch einen hochakuten Beginn mit Fieber, Berührungsempfindlichkeit, Opisthotonus und jenseits des Säuglingsalters zunehmend auch Nackensteifigkeit gekennzeichnet. Die Letalität beträgt etwa 5 %; in 30 % aller Fälle muß mit Residuen (Schwerhörigkeit bzw. Taubheit, Zerebralschäden) gerechnet werden.

Die **Epiglottitis** ist ebenfalls durch einen hochakuten Krankheitsbeginn mit hohem Fieber, inspiratorischem Stridor, Schmerzen beim Schlucken und daher Speichelfluß aus dem Mund sowie Dyspnoe gekennzeichnet. Ursache dafür ist eine ausgeprägte entzündliche Schwellung der Epiglottis. Todesfälle (bis zu 5 %) ereignen sich meist auf dem Weg in die Klinik, wo die rettende Intubation erfolgen muß. Die Epiglottitis muß von der wesentlich häufigeren und weniger gefährlichen subglottischen Laryngotracheitis ("Pseudokrupp") abgegrenzt werden. Tabelle 4.11. zeigt die differentialdiagnostischen Merkmale beider Erkrankungen.

Merkmal	Epiglottitis	Pseudokrupp
Erreger	Hib	Viren (Parain-fluenza u.a.)
Prädilek-tionsalter	2-5 Jahre	6 Monate - 3 Jahre
Beginn	hochakut	akut
Fieber	meist > 39 °C	meist < 39 °C
Husten	oft fehlend	charakteristisch (bellend)
Stimme	kloßig	heiser
Stridor	inspiratorisch	selten (exspira-torisch)
Speichel-fluß	typisch	fehlt

Tab. 4.11: Differentialdiagnostische Merkmale von Epiglottitis und Pseudokrupp.

Durch Hib verursachte **Phlegmonen** (eitrige Gewebsentzündungen) befinden sich meistens im Gesichtsbereich und nehmen ihren Ausgang häufig von Sinusitiden (z.B. Orbitalphlegmone bei Sinusitis maxillaris).

Purulente (septische) **Arthritiden** entstehen durch hämatogene Ausbreitung von Bakterien und werden bis zum Alter von 2 Jahren am häufigsten durch Hib hervorgerufen. Fieber und eine schmerzhafte Gelenksschwellung charakterisieren das Krankheitsbild.

Die **Osteomyelitis** äußert sich in einer schmerzhaften Rötung und Schwellung des Weichteilgewebes über dem betroffenen Knochen. Sie geht mit Fieber und einer Schonhaltung der entsprechenden Körperregion einher. Hib gehört nach *Staphylococcus aureus* zu den häufigsten Erregern.

Ferner gehört Hib zu den typischen Erregern der **Sepsis**.

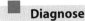 **Diagnose**

Die Diagnose einer Hib-Infektion wird durch den Erregernachweis gestellt.

Bei Verdacht auf eine Meningitis muß - außer bei erhöhtem Hirndruck! - eine Lumbalpunktion erfolgen. Im Falle einer eitrigen Meningitis zeigt der Liquor cerebrospinalis eine Trübung. Sie wird durch erhöhten Eiweiß- und Leukozytengehalt bedingt. Neben dem Liquorstatus sollte eine Gram-

färbung sowie eine Bakterienkultur durchgeführt werden.

Bei der Arthritis purulenta erfolgt der Erregernachweis direkt aus dem Untersuchungsmaterial (Gelenkpunktat).

Bei den bereits genannten aber auch bei allen anderen systemischen Infektionen ist es ferner sinnvoll, 2-3 Blutkulturen (idealerweise im Fieberanstieg) zu gewinnen.

Speziell für die Differentialdiagnostik der eitrigen Meningitis kann bei unklarem Ergebnis der Gramfärbung als Schnelltest eine Latexagglutination durchgeführt werden. Dafür sind spezifische, an Latexpartikel gebundene Antiseren kommerziell erhältlich, die im Liquor (oder Urin) vorhandene Antigene der entsprechenden Bakterien erkennen und im positiven Fall eine deutlich erkennbare Verklumpung bewirken. Sensitivität und Spezifität des Latexagglutinationstests sind gut.

4.5.3. Therapie

Die Therapie von Hib-Infektionen besteht in der Gabe eines Antibiotikums. Bei lokalen Infektionen geschieht dies vorzugsweise durch orale Gabe von Amoxicillin. Handelt es sich um einen Beta-Laktamase bildenden Hib-Stamm (in Deutschland derzeit < 5 %), so ist Amoxicillin allein unwirksam, es sei denn es wird in Kombination mit Clavulansäure oder einem anderen Beta-Laktamasehemmer gegeben. Alternativ sind verschiedene orale Cephalosporine wirksam. Systemische Hib-Infektionen werden mit Cefotaxim, Ceftriaxon oder ähnlichen Cephalosporinen der dritten Generation i.v. behandelt.

Bei Hib-Meningitiden verringert eine begleitende Dexamethasongabe (1. Dosis vor der 1. Antibiotikagabe!) die Komplikationsrate.

Die Epiglottitis ist ein medizinischer Notfall und erfordert neben i.v. Antibiotikatherapie das rasche Freihalten der Atemwege durch Intubation.

4.5.4. Prävention

4.5.4.1. Chemoprophylaxe

Bei Auftreten einer systemischen Hib-Infektion besteht für Personen in der näheren Umgebung des Erkrankten (= Indexfall) selbst ein stark erhöhtes Erkrankungsrisiko. Sind in der näheren Umgebung (Familie, Tagesunterbringung) des Indexfalles nicht oder unvollständig geimpfte Kinder jünger als 4 Jahre, so sollten alle Personen eine 4tägige Chemoprophylaxe mit Rifampicin erhalten. Die Tagesdosis beträgt 20 mg/kgKG bis maximal 600 mg (Säuglinge unter einem Monat: 10 mg/kgKG). Rifampicin ist dafür das Medikament der ersten Wahl, weil es zu hohen Konzentrationen in den Respirationssekreten führt und dadurch Hib zuverlässig eliminiert wird. Alternativ, z.B. bei schwangeren Frauen, kann einmalig 250 mg (Kinder unter 12 Jahren: 125 mg) Ceftriaxon i.m. oder i.v. gegeben werden. Der Indexfall selbst benötigt **keine** Chemoprophylaxe, wenn er mit einem Cephalosporin der dritten Generation behandelt wurde!

4.5.4.2. Impfung

Wesentlicher Virulenzfaktor von Hib ist die Polyribosylphosphat-Kapsel. Daher bestand die erste Generation von Hib-Impfstoffen, die ab Mitte der 80er Jahre in Nordamerika zur Verfügung standen, aus diesem **Polysaccharid**. Da Polysaccharidantigene die Produktion von Antikörpern durch direkte Stimulation der B-Lymphozyten unabhängig vom T-Zell-System des Impflings bewirken, ergaben sich für diese Impfstoffe folgende gravierenden Probleme:

- Quantitativ schwache Immunglobulinantwort, insbesondere bei Kindern jünger als 2 Jahre
- Vorwiegende Produktion von IgM-Antikörpern mit raschem Titerabfall nach Impfung und ausbleibendem "switch" zur IgG-Produktion

- Durch fehlende T-Zell-Aktivierung unzureichende Stimulierung des immunologischen Gedächtnisses; dadurch keine sekundäre Immunantwort (Boosterreaktion) bei wiederholter Impfung

Durch einen herstellungstechnischen Trick gelingt es, das menschliche Immunsystem zu überlisten: das Kapselpolysaccharid fungiert als Hapten und wird an ein Trägerprotein kovalent gebunden (= konjugiert). Die Einbindung eines Proteins bewirkt die gewünschte T-Zell-Stimulierung und beseitigt die genannten immunologischen Probleme der alleinigen Polysaccharid-Impfung.

Heute stehen verschiedene dieser sogenannten **Konjugatvakzinen** als Einzelimpfstoffe oder in Kombination mit unterschiedlichen Antigenen (Diphtherie, Tetanus, Pertussis, inaktivierte Poliomyelitis) zur Verfügung, wohingegen die reinen PRP-Vakzinen nicht mehr kommerziell erhältlich sind. Als Trägerprotein für PRP dienen dabei (in der chronologischen Reihenfolge ihrer Zulassung in Deutschland):

- Diphtherie-Toxoid: **PRP-D**
- Äußeres Membran Protein ("Outer membrane Protein = OMP") von *Neisseria meningitidis* der Gruppe B: **PRP-OMP**
- CRM197 (cross reacting material), eine atoxische Variante des Diphtherietoxins: **HbOC** (O = Oligosaccharid)
- Tetanus-Toxoid: **PRP-TT**

Tabelle 4.12 zeigt die Zusammensetzung der vier gegenwärtig erhältlichen Hib-Konjugatvakzinen, die sich alle als wirksam in der Verhütung von invasiven Hib-Erkrankungen erwiesen haben.

Merkmal	PRP-D	PRP-OMP	HbOC	PRP-T
Polysaccharidantigen				
Handelsname	HIB-Vaccinol®	PedvaxHIB®	HibTITER®	Act-HIB®
Größe	mittel	mittel	klein*	groß
Zustand	hitzebehandelt	nativ	Perjod oxidiert	nativ
Menge (µg)	25	7.5	10	10
Protein	Diphtherietoxoid	Äußeres Membranprotein+	CRM197	Tetanustoxoid
Menge (µg)	18	125	25	20

Tab. 4.12: Zusammensetzung der derzeit verfügbaren Hib-Konjugatvakzinen. *Oligosaccharid, + von *Neisseria meningitidis* Typ B.

In verschiedenen Ländern gelten unterschiedliche Impfschemata für Hib-Impfstoffe. Sie unterscheiden sich in der Anzahl der empfohlenen Impfdosen im ersten Lebensjahr (2 versus 3). Grund für die unterschiedlichen Empfehlungen sind unterschiedliche Studien, in denen das jeweilige Schema erfolgreich angewendet wurde.

Bei Verwendung von **Hib-Einzelimpfstoffen** (nur in Ausnahmefällen praktiziert) gilt in Deutschland folgendes Schema (jeweils 0,5 ml i.m.):

- 1. Impfung ab dem Alter von 2 Monaten
- 2. Impfung frühestens 6 (PRP-TT: 4) Wochen nach der 1. Impfung
- 3. Impfung zu Beginn des 2. Lebensjahres, frühestens jedoch 2 Monate nach der 2. Impfung

Dabei ist zu beachten, daß die Immunogenität von PRP-D, PRP-TT und HbOC (die Hib-Vakzinen, deren Trägerproteine von *Clostridium tetani* bzw. *Corynebacterium diphtheriae* stammen) davon abhängig sind, daß vor oder zeitgleich mit der 1. Impfung auch eine Diphtherie- bzw. Tetanustoxoid-Impfung stattfindet. Anderenfalls ist die Immunantwort auf PRP stark dezimiert. Dies gilt nicht für PRP-OMP.

Ferner ist bemerkenswert, daß bei Impfung mit Hib-Konjugatvakzinen zwar eine Immunantwort auf das Trägerprotein ausgelöst wird, diese aber von geringer Quantität ist und deshalb im Falle von PRP-D die gezielte Immunisierung gegen Diphtherietoxoid (bzw. bei PRP-TT gegen Tetanustoxoid) nicht ersetzt!

Bei Verwendung eines Hib-**Kombinationsimpfstoffes** auf DTaP-Basis werden im ersten Lebensjahr 3 Impfungen im Abstand von mindestens 4 Wochen empfohlen. Die Grundimmunisierung wird durch eine 4. Impfung zu Beginn des 2. Lebensjahres, jedoch frühestens 6 Monate nach der 3. Impfung, vervollständigt.

Ist der Impfling zum Zeitpunkt der 1. Hib-Impfung schon mindestens 12 Monate alt, genügt eine einzige Impfung (PRP-TT). Für PRP-OMP liegt diese Grenze beim Alter von 14 Monaten, für HbOC bei 15 Monaten und für PRP-D bei 18 Monaten. Für HbOC gilt, daß bei 1. Impfung im Alter von 12–14 Monaten eine 2. Impfung im Alter von

15 Monaten die Grundimmunisierung vervollständigt.

Die Impfung induziert bakterizide Antikörper, die gegen PRP von Hib gerichtet sind. PRP-OMP bietet den Vorteil, daß bereits nach der 1. Impfung ein deutlicher Antikörperanstieg zu verzeichnen ist. Auch nach der 2. Impfung liegen die mittleren Antikörper deutlich höher als bei den anderen Hib-Impfstoffen. Allerdings ist der postvakzinale Antikörperabfall nach PRP-OMP-Impfung deutlich ausgeprägter als bei den anderen Hib-Impfstoffen, weshalb in den USA die 3. PRP-OMP-Impfung schon mit 12 Monaten empfohlen wird.

Immunisierungen mit HbOC und PRP-T führen bei 3 Immunisierungen im 1. Lebensjahr zwar später (nach der 2. Impfung) zu einem signifikanten Antikörperanstieg, dafür ist die Persistenz der Antikörperhöhe über dem als sicher schützend angesehenen Schwellenwert von $> 1 \mu g/ml$ wesentlich länger, d.h. weit in das 2. Lebensjahr hinein. Die quantitativ geringste Antikörperproduktion wird nach PRP-D-Impfung erzielt. Neueren Untersuchungen nach scheint aber weniger die Persistenz der Antikörper entscheidend für den Schutz vor Erkrankung zu sein, sondern vielmehr das ausreichende "priming" des Immunsystems, welches bei allen Hib-Konjugatimpfstoffen offenbar ähnlich effektiv erfolgt.

Mittlerweile ist die Austauschbarkeit der verschiedenen Hib-Impfstoffe untereinander untersucht worden und demnach scheint ein Wechsel des Hib-Impfstoffs während der Grundimmunisierung im 1. Lebensjahr – falls notwendig – ohne Beeinträchtigung des Schutzeffekts möglich zu sein. Auch für den Abschluß der Grundimmunisierung im 2. Lebensjahr kann jeder beliebige Hib-Impfstoff unabhängig von der Art des Impfstoffes im ersten Lebensjahr gewählt werden.

Die **Wirksamkeit** der 4 verschiedenen Hib-Impfstoffe ist in umfangreichen Feldstudien hinreichend belegt und kann als sehr gut bezeichnet werden ($> 90 \%$ nach 2 bis 3 Impfungen). Einzige Ausnahme ist die Beobachtung, daß bestimmte ethnische Volksgruppen in den USA (Alaska-Eskimos, Navajo-Indianer) bei Verwendung von PRP-D wesentlich niedrigere PRP-Antikörper bildeten als bei Verwendung der 3 anderen Hib-Impfstoffe. Dies führte dazu, daß PRP-D in den USA im Säuglingsalter nicht zugelassen wurde.

In Deutschland wurde dagegen im November 1989 PRP-D als erste Hib-Vakzine zugelassen und ab Juli 1990 nach öffentlicher Empfehlung durch die STIKO breit angewendet. Trotz nachfolgender Zulassung von PRP-OMP und HbOC (1991) sowie später von PRP-TT behielt PRP-D lange Jahre mit Abstand den größten Marktanteil. Darunter kam es zu einem drastischen Rückgang invasiver Hib-Infektionen als indirekten Beleg der Vakzinewirksamkeit. Allerdings hat der einzige direkte Wirksamkeitsvergleich zweier Hib-Konjugatvakzinen in einer finnischen Studie die Überlegenheit von HbOC gegenüber PRP-D gezeigt.

Anlaß für große Beunruhigung war kürzlich die Beobachtung, daß der quantitative Impferfolg (= Höhe der postvakzinalen Anti-PRP-Titer) von Hib-Konjugatvakzinen bei gleichzeitiger Anwendung mit DPT-Impfstoffen mit azellulärer Pertussiskomponente (in einer Injektion als Kombinationsimpfung) signifikant geringer war als bei zeitgleicher aber seitendifferenter Einzelinjektion. Dieser ausgeprägte Unterschied der PRP-Antikörpertiter ist bislang ungeklärt, beruht aber offensichtlich auf einer Interferenz von PRP-Konjugaten und einem oder mehreren der Pertussisantigene in azellulären Vakzinen, die zu einer Verdrängung der PRP-Moleküle bei der Immunantwort an der Impfstelle führt. Bei Kombination von Hib-Konjugatimpfstoffen mit DPT-Impfstoffen mit Pertussis-Ganzkeimkomponente ist die Interferenz wesentlich geringer ausgeprägt.

Zwischenzeitlich hat sich aber gezeigt, daß die gemessenen Unterschiede in der Antikörperhöhe vermutlich von geringer oder keiner klinischen Relevanz sind. Wenn man Kindern, die im 1. Lebensjahr mit Hib-Impfstoffen in Kombination mit azellulärer Pertussisvakzine geimpft wurden, im 2. Lebensjahr mit nativem PRP immunisiert (und so eine natürliche Infektion mit Hib imitiert), so führt dies zu einem ausgeprägten Boostereffekt, der sich in seinem Ausmaß nicht von dem bei Kindern mit Grundimmunisierung durch Hib-Einzelimpfstoffe unterscheidet. Somit ist auch bei Verwendung von Kombinationsimpfstoffen ein ausreichendes Priming des Immunsystems gegenüber PRP belegt.

Somit kann jeder gegenwärtig zugelassene Hib-Impfstoff, ob als Einzel- oder Kombinationsvakzine, bedenkenlos verwendet werden.

Die **Verträglichkeit** der Hib-Impfstoffe ist sehr gut. Die üblichen Lokalreaktionen und Fieber treten bei maximal 20 % der Impflinge auf.

Folgende **Kontraindikationen** sind zu beachten:

- akute, mit hohem Fieber einhergehende, behandlungsbedürftige Erkrankungen (ausgenommen banale respiratorische Infekte)
- bekannte, allergische Reaktionen ("Überempfindlichkeit") auf Bestandteile des Impfstoffes einschließlich des Trägerproteins

Die Akzeptanz der Hib-Impfung ist gut (Durchimpfungsrate in Deutschland etwa 85-90 %).

4.6. Hepatitis B

4.6.1. Ätiologie, Pathogenese und Epidemiologie

Die Hepatitis B ist eine DNA-Viruserkrankung, die durch Kontakt mit infizierten Körperflüssigkeiten (Blut, Sperma, Genitalsekrete) vorwiegend parenteral von Mensch zu Mensch übertragen wird. Für die Kinderheilkunde und Jugendmedizin **bedeutsame Übertragungswege** sind

- die perinatal erworbene Infektion des Neugeborenen bei chronischer Hepatitis B der Mutter
- durch Geschlechtsverkehr bei Jugendlichen
- sowie auf oft ungeklärte Weise bei Kindern und Jugendlichen, insbesondere in Heimen.

Für medizinisches Personal und andere Risikogruppen (☞ 4.6.4.2.) sind Kontakte mit Hepatitis B Virus kontaminiertem Blut - z.B. durch Nadelstichverletzungen - ein bedeutsamer Infektionsweg.

Geringste Mengen kontaminierter Flüssigkeiten genügen zur Übertragung dieses hochkontagiösen Virus. Die Viren infizieren Hepatozyten, die daraufhin die drei wesentlichen antigenen Partikel produzieren:

- Hepatitis-B-surface-Antigen (HBsAg), ein Glykoprotein der Virusoberfläche
- Hepatitis-B-core Antigen (HBcAg), ein Polypeptid aus dem Viruskern
- Hepatitis-B-e-Antigen (HBeAg), ein Antigenkomplex aus mehreren Polypeptiden, welches ebenfalls Bestandteil des Viruskerns ist

Die mit der Infektion einhergehenden Infektionszeichen einschließlich Leberzellnekrosen beruhen nicht auf einem direkten zytopathischen Effekt des Virus, sondern sind Folge der körpereigenen T-Zell-Antwort auf die durch die Virusinfektion veränderten Hepatozyten. Hepatitis-B-Viren sind weltweit endemisch verbreitet, allerdings mit erheblichen Prävalenzunterschieden. So besitzen in Asien und Afrika teilweise 50 % und mehr der erwachsenen Bevölkerung Anti-HBs-Antikörper (als Marker der durchgemachten Infektion), während es in Westeuropa und Nordamerika nur 5 % sind. Auch die Rate der chronisch infizierten und damit kontagiösen Patienten (HBsAg-positiv) zeigt ähnliche regionale Unterschiede (10 % versus 0,5 %). In Europa besteht ein ausgeprägtes Nord-Südost-Gefälle bezüglich der Verbreitung von Hepatitis-B-Viren mit sehr niedrigen Prävalenz- und Inzidenzraten in Nordeuropa (Skandinavien, Großbritannien: ca. 8 neue Infektionen/100.000/Jahr), mittelhohen Raten in Westeuropa (Deutschland: ca. 60/100.000/Jahr), und sehr hohen Raten in allen süd- und osteuropäischen Ländern (ca. 550/100.000/Jahr). Die Gründe dafür sind größtenteils unbekannt, mit Ausnahme der starken Verbreitung in einigen osteuropäischen Ländern wegen oftmals unzureichend desinfizierten medizinischen Geräten und Blutprodukten.

Von den jährlich etwa 50.000 Neuinfektionen an Hepatitis B in Deutschland fallen nur etwa 30 % auf sogenannte Risikogruppen (i.v. Drogenabhängige, Prostituierte, medizinisches Personal, Gefängnisinsassen u.a.), wohingegen mehrheitlich die Normalbevölkerung betroffen ist. Die Übertragung erfolgt in etwa 70 % der Fälle durch Geschlechtsverkehr, in den übrigen Fällen geschieht sie durch Kontakt mit kontaminiertem Blut oder bleibt ungeklärt.

Schwangere, die zum Geburtszeitpunkt akut oder chronisch infiziert sind, können während der Geburt durch Kontakt des Neugeborenen mit Genitalsekreten die Infektion auf das Kind übertragen, wenn die schützende aktiv-passive Simultanimpfung unterbleibt (☞ 4.6.4.2.). Selten kann es bereits pränatal zu einer transplazentaren Virusübertragung auf den Fetus kommen.

> Direkter oder indirekter Nachweis von Hepatitis-B-Virus ist laut §7 Infektionsschutzgesetz in Deutschland namentlich meldepflichtig!

4.6.2. Krankheitsbild und Diagnose

Krankheitsbild

Etwa 75 % aller Hepatitis B-Infektionen verlaufen asymptomatisch oder gehen lediglich mit unspezifischen Symptomen einher (anikterischer Verlauf). Die ikterischen Verläufe sind durch folgenden Ablauf gekennzeichnet:

- Inkubationszeit: i.d.R. 2 bis 6 Monate, bei parenteraler Inokulation (z.B. Nadelstichverletzung) oft nur 2 Wochen
- Symptome: Ikterus, dunkler, bierbrauner Urin, entfärbter Stuhl; Dauer etwa 4 Wochen
- fulminante Hepatitis bei etwa 1 % der apparent Infizierten (d.h. etwa 1:400 Infektionen), meist tödlicher Ausgang, wenn nicht akut eine Lebertransplantation möglich ist

Gefürchtet ist der Übergang der Infektion in eine chronische Hepatitis, d.h. die dauerhafte Produktion von Viruspartikeln und die damit verbundene anhaltende Kontagiosität des Patienten.

Das **Risiko der Chronifizierung** korreliert sehr stark mit dem Alter des Patienten bei Erwerb der Infektion. Es beträgt

- ca. 90 % bei Neugeborenen und Säuglingen
- ca. 40 % bei Kleinkindern
- ca. 10 % bei Jugendlichen und Erwachsenen

Man unterscheidet die häufigere chronisch-persistierende von der selteneren chronisch-aktiven Hepatitis B. Die chronisch-persistierende Form geht mit einer dauerhaften Erhöhung der Lebertransaminasen einher, ohne daß es zu einer Leberzellschädigung kommt.

Im Gegensatz dazu führt die chronisch-aktive Form zu schubweise verlaufenden Leberzellnekrosen mit den gefürchteten **Spätkomplikationen**

- Leberzirrhose
- portale Hypertension
- hepatozelluläres Karzinom.

Die Prognose der chronisch-persistierenden Hepatitis B ist gut, die der chronisch-aktiven dagegen auf längere Sicht ungünstig.

Diagnose

Die Diagnose einer HBV-Infektion beruht auf dem Nachweis von spezifischen Antigenen bzw. den dagegen gerichteten Antikörpern. Der schematische Ablauf im Rahmen einer akuten HBV-Infektion ist in Abbildung 4.3 dargestellt.

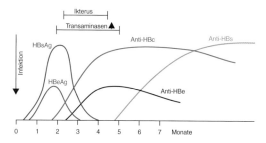

Abb. 4.3: Schematischer Ablauf einer akuten HBV-Infektion.

Noch vor Beginn der klinischen Symptomatik ist zunächst im Serum des Patienten HBsAg, kurz darauf das HBeAg nachweisbar. Etwa gleichzeitig mit dem Erscheinen von HBcAg-Antikörpern (vom IgM-Typ) steigen die Transaminasen im Serum, ehe 1-2 Wochen später die Symptomatik (z.B. Ikterus) beginnt. HBe- und HBs-Antigenämie bilden sich zurück, HBe-Antikörper werden nachweisbar und die IgM-Antikörper gegen HBcAg werden durch Antikörper vom IgG-Typ ersetzt. Als letztes erscheinen im Serum die lebenslang persistierenden, protektiven HBs-Antikörper vom IgG-Typ, während die HBe-Antikörper nach einigen Jahren ebenso wie die HBc-Antikörper nicht mehr nachweisbar sind.

Kommt die HBV-Infektion nicht zur Ausheilung, so persistieren HBsAg sowie die HBc-Antikörper lebenslang. Der Nachweis von HBeAg korreliert mit der Anzahl kompletter HBV-Viruspartikel und ist deshalb der beste Indikator für die Kontagiosität eines chronisch infizierten Patienten.

4.6.3. Therapie

Die akute Erkrankung wird symptomatisch behandelt. Die früher empfohlene "Leberschonkost" und strenge Bettruhe sind heute obsolet. Entscheidend ist es, die Bedürfnisse der Patienten bezüglich Appetit auf bestimmte Speisen sowie den Ruhebedarf individuell zu berücksichtigen.

Bei chronischen Verlaufsformen der Hepatitis B kann eine Behandlung mit alpha-Interferon und/oder anderen Virostatika versucht werden. Sie dauert etwa 6 Monate und hat eine Erfolgsrate -

gemessen an einer Serokonversion von HBeAg-Nachweis hin zu anti-HBeAg-Antikörpern sowie dem fehlenden HBV-DNA-Nachweis - von etwa 50 %. Leider ist der Behandlungserfolg nicht immer von Dauer.

4.6.4. Prävention

4.6.4.1. Chemoprophylaxe

Eine Chemoprophylaxe steht nicht zur Verfügung.

4.6.4.2. Impfung

Ende der siebziger Jahre wurden die ersten aktiven Impfstoffe gegen Hepatitis B entwickelt, nachdem bereits seit den fünfziger Jahren spezifische Immunglobuline hergestellt wurden. Das in den aktiven Vakzinen enthaltene **Antigen ist das avirulente Hepatitis B surface Antigen (HBs)**, welches zur Immunogenitätssteigerung an Aluminiumhydroxid adsorbiert wird. Seit 1982 stehen diese Impfstoffe zur aktiven Immunisierung allgemein zur Verfügung. Sie wurden zunächst durch Isolierung von HBsAg aus dem Plasma chronisch infizierter Patienten gewonnen. Aus Furcht, diese Impfstoffe könnten andere Viren wie z.B. HIV übertragen, wurden Mitte der 80er Jahre rekombinante Vakzinen entwickelt. Dabei wurden Teile des HBV Genoms, welche für das HBsAg kodieren, entweder in Hefepilze (Saccharomyces cerevisiae) oder CHO (Chinese hamster ovary) Zellen integriert, die dann in großen Mengen das HBsAg exprimieren. In den meisten Ländern werden heute ausschließlich die **rekombinanten Vakzinen** verwendet.

Bis vor wenigen Jahren war die Hepatitis-B-Impfung in den meisten Ländern für sogenannte "Risikogruppen" empfohlen. Dazu zählte man

- gefährdetes medizinisches und zahnmedizinisches Personal

- Personal und Patienten in psychiatrischen oder ähnlichen Fürsorgeeinrichtungen

- Personen mit häufigen Blutkontakten (Rettungshelfer, Polizisten, Gefängnispersonal u.ä.)

- Patienten mit häufiger Anwendung von Blutprodukten (Hämophile, Dialyse)

- HBsAg-negative Patienten mit chronischen Lebererkrankungen

- Personen mit engen Kontakten zu identifizierten HBsAg-Trägern (Familie, Kindergärten, Schulen)

- Neugeborene HBsAg-positiver Mütter
- besondere Risikogruppen (z.B. Prostituierte, i.v. Drogenabhängige, homosexuell aktive Männer)

Nachdem sich die Impfung dieser Risikogruppen mangels Compliance als unzureichend erwiesen hatte, rief die WHO 1992 dazu auf, bis 1997 in allen Ländern der Erde die generelle Hepatitis-B-Impfung einzuführen. Dies wird in Deutschland seit 1995 mit folgender zweigleisiger Strategie umgesetzt:

- Impfung aller Säuglinge gemeinsam mit der 1. und 3. DPT/Hib/IPV-Impfung im 1. Lebensjahr sowie mit der 4. DPT/Hib/IPV-Impfung im 2. Lebensjahr bzw. ebenfalls durch 3 Impfdosen in Kombination mit Hib parallel zu DTaP-IPV oder durch 4 Dosen in Sechsfach-Kombinationsimpfstoffen (DTaP-IPV-HepB/Hib)
- Impfung aller Jugendlichen im Alter von 9-17 Jahren (drei intramuskuläre Immunisierungen im Abstand von 1 und 6 Monaten)

In ähnlicher Weise empfiehlt Österreich die Impfung aller Säuglinge bzw. Jugendlichen möglichst bis zum Alter von 12 Jahren. In der Schweiz wird derzeit allgemein die Impfung der Jugendlichen (11-15 Jahre alt) propagiert.

Je nach Hersteller enthält die Vakzine für Neugeborene und Personen bis zum Alter von 15 Jahren 5 µg (Gen-H-B-Vax K pro infantibus®) oder 10 µg (Engerix-B Kinder) HBsAg bzw. ab dem Alter von 15 Jahren 10 µg (Gen-H-B-Vax ®) oder 20 µg (Engerix-B Erwachsene). Für Dialyse-Patienten steht ein Impfstoff mit 40 µg HBsAg zur Verfügung (Gen-H-B-Vax D®), da die Serokonversionsrate bei diesem Patientenkollektiv bei Verwendung eines Impfstoffes mit dem regulären Antigengehalt unzureichend ist. In der Schweiz ist Gen-H-B-Vax® seit kurzem in einem 2-Dosen Schema (Abstand 6 Monate) für Jugendliche im Alter von 11-15 Jahren zugelassen.

Die **Wirksamkeit** einer vollständigen Immunisierung ist für Plasmaderivat- wie auch für die modernen rekombinanten Vakzinen sehr gut. Als sicher geschützt gilt neuerdings, wer Anti-HBsAg Antikörperwerte von ≥100 IE/l Serum entwickelt. Dies ist bei etwa 95-99 % geimpfter Kinder und Jugendlicher der Fall, unabhängig davon, ob die Hepatitis-B-Impfserie mit oder ohne andere Impfungen durchgeführt wird.

Wichtig ist, daß die Impfung in den M. deltoideus (bzw. Oberschenkel) appliziert wird und nicht in das Gesäß, da sonst die quantitative Immunantwort signifikant schlechter ist.

Ein Grundimmunisierung verleiht einen dauerhaften Schutz, wegen der langen Inkubationszeit der Wildinfektion vermutlich sogar lebenslang. Deshalb sind in Deutschland und der Schweiz gegenwärtig keine generellen Auffrischimpfungen gegen Hepatitis B empfohlen. In Österreich wird dagegen allen Jugendlichen nach Grundimmunisierung in der Kindheit eine Auffrischung im 13. Lebensjahr empfohlen.

Lediglich bei Personen, die den o.g. **Risikogruppen** angehören, wird aus Sicherheitsgründen eine **postvakzinale Titerkontrolle** (ca. 4 Wochen nach der 3. Impfung) und ggf. weitere Impfungen empfohlen, mit dem Ziel, Antikörperwerte von mindestens 100 IE/l zu erreichen. Das Schema in Tabelle 4.13 dient hierfür als Orientierung.

Anti-HBsAg Titer (IE/l)	Empfehlung
< 100	Auffrischimpfung und erneute Kontrolle in 4 Wochen
≥ 100	Keine weiteren Kontrollen! Auffrischung alle 10 Jahre

Tab. 4.13: Vorgehensweise bezüglich Hepatitis-B-Auffrischimpfungen bzw. Titerkontrollen bei Risikogruppen in Abhängigkeit vom Anti-HBsAg Titer.

Ein klinisch ungelöstes Problem sind die sogenannten "Hypo-" (Anti-HBs ≥ 10 und < 100) und "Non-responder" (Anti-HBs < 10). Dabei handelt es sich um einen geringen Teil der Bevölkerung, die vermutlich aus genetischen Gründen auch nach mehrfacher Vakzinierung keine ausreichend hohen Antikörperwerte bilden. Sie erhalten im Falle einer Exposition zu HBV eine weitere aktive Impfung und parallel Anti-HBV-Immunglobulin (☞ unten).

Die **Verträglichkeit** der Hepatitis B-Impfung ist sehr gut. Neben den üblichen passageren lokalen und systemischen Nebenwirkungen, die bei der Hepatitis-B-Impfung relativ selten auftreten, kann es in sehr seltenen Fällen (< 0,5 %) postvakzinal zu

Gelenkschmerzen und -schwellungen kommen. Möglicherweise handelt es sich dabei um eine Immunkomplexreaktion, die nach wenigen Tagen meist spontan wieder abklingt. Persistieren sie, so muß an zufällig koinzidierende Gelenkaffektionen gedacht werden und es sollten durch entsprechende Untersuchungen Erkrankungen des rheumatischen Formenkreises oder akute infektiöse Arthritiden ausgeschlossen werden. In *Einzelfällen*, meistens bei Erwachsenen, wurde im zeitlichen Zusammenhang zu Hepatitis-B-Impfungen das Auftreten von Guillain-Barré-Syndromen, Myelitiden, Neuritiden des N. opticus und Erstmanifestationen einer Multiplen Sklerose beobachtet. Da die beobachteten Erkrankungen aber nach HBV-Impfung *nicht* häufiger auftraten als aufgrund der natürlichen Inzidenz zu erwarten wäre, handelt es dabei um zufällig koinzidierende Ereignisse.

Folgende **Kontraindikationen** sind zu beachten:

- akute, mit hohem Fieber einhergehende, behandlungsbedürftige Erkrankungen (ausgenommen banale respiratorische Infekte)
- bekannte, schwere allergische Reaktionen auf Bestandteile des Impfstoffes

▶ Impfung bei Neugeborenen HBsAg-positiver Mütter

Es ist von großer Bedeutung, daß alle Schwangeren entsprechend den Mutterschafts-Richtlinien nach der 32. Schwangerschaftswoche (möglichst kurz vor der anstehenden Geburt) auf das Vorliegen einer chronischen Hepatitis-B-Infektion untersucht werden.

Liegt nämlich eine HBsAg-Positivität vor, beträgt das perinatale Übertragungsrisiko auf das ungeschützte Neugeborene etwa 10-20 %. Besteht zudem eine HBeAg-Positivität, so ist das Infektionsrisiko etwa 80-95 %. Dies gilt es durch die **unmittelbar nach der Geburt** (spätestens binnen 12 Stunden) durchzuführende simultane aktiv-passive Immunisierung zu verhüten.

Dabei erhalten die Neugeborenen

- eine einzelne Dosis spezifisches Anti-Hepatitis-B-Immunglobulin und
- zeitgleich, aber in den kontralateralen Oberschenkel, eine erste Dosis eines aktiven Hepatitis-B-Impfstoffes

- zur Vervollständigung der Grundimmunisierung folgen 2 weitere aktive Impfungen im Abstand von 1 und 6 Monaten

Durch diese Maßnahmen läßt sich in 95-99 % die Infektion mit HBV bei dem Säugling verhindern. Die seltene pränatale (transplazentare) Infektion ist dagegen durch die postnatalen Immunisierungen nicht zu verhindern.

Ist der HBsAg-Status einer Gebärenden unbekannt, so sollte das Neugeborene sofort die erste aktive Immunisierung erhalten. Das mütterliche Blut muß auf HBsAg untersucht werden und im Falle des Nachweises einer chronischen HBV-Infektion muß dem Neugeborenen nachträglich (bis zu 7 Tage nach Geburt, je früher aber, desto besser!) Anti-Hepatitis B-Immunglobulin verabreicht werden.

▶ Sonstige Postexpositions-Prophylaxe

Die postexpositionellen Maßnahmen bei ungeschützten (= Anti-HBsAg negativ) bzw. unvollständig geimpften (< 3 Dosen) Kontaktpersonen richten sich nach der Art des Kontaktes:

- Geschlechtspartner ist akut HBV infiziert: Anti-Hepatitis B-Immunglobulin (0,06 ml/kgKG) und simultane Gabe der ersten von 3 aktiven Immunisierungen
- Geschlechtspartner ist chronisch HBV infiziert: aktive Immunisierung (3 Dosen)
- Nadelstichverletzung (Nadel stammt von HBsAg-positiver Person oder deren HBsAg-Status ist unbekannt): Anti-Hepatitis-B-Immunglobulin (0,06 ml/kgKG) und erste von 3 aktiven Immunisierungen

Bei vollständig geimpften Personen gilt bei stattgehabter Exposition folgende Empfehlung (STIKO):

Keinerlei Maßnahmen notwendig:

- wenn nach der Grundimmunisierung der Anti-HBs-Wert ≥100 betrug und die letzte Impfung weniger als 5 Jahre zurückliegt oder
- wenn innerhalb der letzten 12 Monate ein Wert von ≥100 bestimmt wurde

Gabe von Hepatitis-B-Impfstoff (1 Dosis):

- wenn nach der Grundimmunisierung der Anti-HBs-Wert ≥ 100 betrug und die letzte Impfung 5-10 Jahre zurückliegt

Sofortige Blutentnahme und Bestimmung des aktu- ellen anti-HBs-Wertes:

- bei nicht oder unvollständig (<3 Dosen) ge- impften Personen
- bei vollständig geimpften Personen deren anti- HBs-Wert nicht kontrolliert wurde oder nie ≥ 100 betrug
- wenn die letzte Impfung länger als 10 Jahre zu- rückliegt

Das weitere Vorgehen in Abhängigkeit vom aktu- ellen anti-HBs-Wert ist der nachfolgenden Tabelle zu entnehmen.

Anti-HBs-Wert	HB-Impfstoff	HB-Immun- globulin
≥ 100	nein	nein
≥ 10 und < 100	ja	nein
< 10	ja	ja
fehlt*	ja	ja

Tab. 4.14: Vorgehen in Abhängigkeit vom aktuellen anti-HBs-Wert.
* nicht innerhalb von 48 Stunden nach Exposition be- stimmbar.

Bei einem bekannten Non-Responder kann im Falle einer Exposition auf die Titerbestimmung verzichtet werden und stattdessen sofort eine si- multane aktiv-passive Immunisierung erfolgen.

Die Empfehlungen in der Schweiz und Österreich sind davon abweichend und den entsprechenden Verlautbarungen der Gremien zu entnehmen.

Neben den Hepatitis-B-Einzelimpfstoffen steht auch ein Hepatitis A- und B-Kombinations- impfstoff (Twinrix®) zur Verfügung, der nach 3 Impfungen im Abstand von 1 und 6 Monaten Schutz gegen beide Virusinfektionen vermittelt. Er ist in zwei unterschiedlichen Antigenkonzentra- tionen erhältlich:

- für Kinder bis zum Alter von 15 Jahren mit 10 µg HBsAg und 360 ELISA-Einheiten Hepatitis A Virus
- für Jugendliche ab dem Alter von 16 Jahren und Erwachsene mit doppelter Antigenmenge

Er ist im Vergleich zu den Einzelimpfstoffen deut- lich preisgünstiger, besitzt eine vergleichbare Schutzrate, und ist mindestens ebenso gut verträg- lich. Ein angenehmer weiterer Vorteil ist die redu-

zierte Anzahl notwendiger Injektionen im Ver- gleich zu den getrennten Impfserien.

Allerdings werden die Kosten für die Kombina- tionsimpfung in der Regel **nicht** von den Kranken- kassen übernommen.

4.7. Masern

4.7.1. Ätiologie, Pathogenese und Epidemiologie

Bei den Masern handelt es sich um eine ausschließ- lich humanpathogene Viruserkrankung, die durch Tröpfcheninfektion von Mensch zu Mensch über- tragen wird. Auslöser ist das Morbillivirus, ein ein- strängiges RNA-Virus aus der Familie der Paramy- xoviren. Es existiert nur ein Serotyp, allerdings las- sen sich durch molekularbiologische Typisie- rungsverfahren unterschiedliche Genotypen nach- weisen, was für epidemiologische Fragestellungen (z.B. Transmissionswege) von großer Bedeutung ist.

Nach Übertragung des Virus beginnt die Infektion mit der lokalen Vermehrung der Viren in Epithel- zellen der Nasopharynxschleimhaut. Über die lo- kalen Lymphknotenstationen kommt es nach we- nigen Tagen zur ersten Virämie, die eine Aussaat in das retikuloendotheliale System nach sich zieht. Es folgt eine zweite Virämie, die zu einer Hautbeteili- gung und einer Ausbreitung der Viren im Respira- tionstrakt führt, ehe nach insgesamt etwa 3 Wo- chen die Viren eliminiert werden.

Die Masern sind eine weltweit verbreitete Erkran- kung, an der noch im Jahr 1997 weltweit etwa 31 Millionen Personen erkrankten und 1 Million Per- sonen (vorwiegend unterernährte Kinder in Ent- wicklungsländern) verstarben. Die Erkrankung ist hochkontagiös und besitzt einen sehr hohen Ma- nifestationsindex. Dies bedeutet, daß in einer en- gen Gemeinschaft (Familie, Gemeinschaftsein- richtungen) praktisch alle ungeschützten Perso- nen bei Exposition sich infizieren und 95-99 % der Infizierten symptomatisch erkranken. In der Prävakzinära war die Durchseuchung einer Popu- lation in den ersten 6 Lebensjahren bereits nahezu vollständig (> 95 %). Aus der Infektion resultiert eine lebenslange Immunität.

Wird in einer Population gegen Masern geimpft, so führt dies zu einem grundlegenden Wandel der Epidemiologie: Die geimpften Personen sind in hohem Masse vor Infektion und Erkrankung geschützt, während sich bei den Ungeimpften aufgrund der reduzierten Infektionswahrscheinlichkeit die Erkrankung zunehmend in höhere Altersstufen (Schul- und junges Erwachsenenalter) verschiebt. Dies führte Ende der 80er Jahre in den USA und in jüngster Zeit auch in Deutschland zu einer Häufung der Masern bei Jugendlichen und jungen Erwachsenen. Dieser Entwicklung kann nur durch rechtzeitige und konsequente Durchimpfung der Bevölkerung entgegengewirkt werden (☞ 4.7.4.2.).

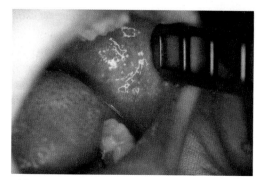

Abb. 4.4: Koplikschen Flecken.

Die Ansteckungsfähigkeit der Masern dauert etwa 3 Tage vor bis 4 Tage nach Ausbruch des Exanthems.

> Krankheitsverdacht, Erkrankung und Tod durch Masern sind laut §6 Infektionsschutzgesetz in Deutschland namentlich meldepflichtig.

4.7.2. Krankheitsbild und Diagnose

 Krankheitsbild

Nach einer Inkubationszeit von 8 bis 12 Tagen beginnt die Erkrankung mit den unspezifischen Zeichen eines respiratorischen Infektes mit

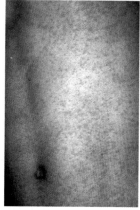

Abb. 4.5: Kleinfleckiges, konfluierendes, makulo-papulöses Exanthem.

* Fieber

* Rhinitis

* Pharyngitis

* unproduktivem Husten

Auf der Wangenschleimhaut zeigen sich am Ende dieses Prodromalstadiums die pathognomonischen **Koplikschen Flecken** (Abbildung 4.4); feine, kalkspritzerartige Flecken auf einem hochroten Schleimhauthintergrund, bei denen es sich um Fibrinbeläge handelt. Nach einem kurzen, fieberfreien Intervall kommt es erneut zum Fieberanstieg, regelhaft über 39 °C mit

* ausgeprägtem Krankheitsgefühl

* Konjunktivitis

* kleinfleckigem, konfluierendem, makulo-papulösem Exanthem (Abb. 4.5)

Das Exanthem beginnt typischerweise hinter den Ohren und breitet sich rasch auf Gesicht, Stamm und Extremitäten aus. In der gleichen Reihenfolge bildet es sich nach etwa einer Woche zurück.

Masern gehen häufig mit Begleiterkrankungen bzw. Komplikationen einher, die sich in aller Regel in der zweiten Krankheitsphase manifestieren und den Heilungsprozeß erheblich verzögern können. Sie beruhen in erster Linie auf vielfältigen, vorübergehenden Störungen des Immunsystems, die durch das Masernvirus hervorgerufen werden:

* Leukopenie (B- und T-Zell-Lymphopenie und Neutropenie)

* Beeinträchtigung der Interferonproduktion

* erniedrigte Mitogenstimulierbarkeit der Lymphozyten

* herabgesetzte Immunreaktion vom verzögerten, zellvermittelten Typ

Letztere ist der Grund dafür, daß ein zuvor positiver Tuberkulintest mehrere Wochen lang nach Maserninfektion negativ ausfällt.

Klinisch relevante **Komplikationen** der Masern und ihre Häufigkeit sind in Tabelle 4.15 aufgeführt.

Kompli- kation	Häufig- keit	Ätiologie	Progno- se
Otitis media	5-15 %	Bakterielle Superinfektion (*Haemophilus influenzae*, Pneumokokken, u.a.)	gut
Pneumonie	bis zu 50 %	meist primär, seltener sekundär durch bakterielle Superinfektion	meist gut
Enzephalitis	1/500 - 1/2000*	primär durch Masernvirus	20 % Letalität, 30 % Residuen

Tab. 4.15: Masernkomplikationen und ihre Häufigkeit. * Die Komplikationsrate steigt mit zunehmendem Lebensalter.

Besonders gefährdet im Rahmen einer Maserninfektion sind Patienten mit zellulären Immundefekten, bei denen die Infektion fulminant verläuft, häufig ohne das charakteristische Exanthem, und als Besonderheit eine Riesenzell-Pneumonie verursacht. Die Letalität beträgt etwa 5 %.

Eine sehr seltene (1:100.000) Spätmanifestation der Masern am ZNS ist die sogenannte **subakute, sklerosierende Panenzephalitis** (SSPE), die sich im Mittel nach 7 Jahren bemerkbar macht. Es handelt sich dabei um eine Degeneration des Gehirns, die allmählich zu einem Verlust aller Körperfunktionen bis hin zum unaufhaltsamen Tod in der Demenz führt.

Vor dem 6. Lebensmonat werden aufgrund des Nestschutzes durch diaplazentar übertragene maternale Masernantikörper praktisch keine Erkrankungen beobachtet. In der 2. Hälfte des 1. Lebensjahres führt der nachlassende Nestschutz zu einem mitigierten Krankheitsbild, den sogenannten atypischen Masern. Sie zeichnen sich durch eine oftmals milde Erkrankung mit flüchtigem Exanthem aus.

 Diagnose

Die Diagnose wird in der Regel aufgrund der typischen Symptomatik gestellt, wobei in Einzelfällen die Abgrenzung zu anderen exanthematischen Virusinfektionen schwerfällt. Zur mikrobiologischen Sicherung der Diagnose wird in erster Linie der Antikörpernachweis (meist im ELISA) verwendet. Mit Ausbruch des Exanthems sind im Serum IgM-Antikörper nachweisbar, die nach 10 bis 14 Tagen von IgG-Antikörpern abgelöst werden. Der direkte Virusnachweis im Nasopharynxsekret ist aufwendig und spielt deshalb in der Routinediagnostik eine untergeordnete Rolle.

4.7.3. Therapie

Es gibt keine spezifische, gegen Masern gerichtete antivirale Therapie. Die Behandlung beschränkt sich deshalb auf symptomatische Maßnahmen. Dies begründet den hohen Stellenwert prophylaktischer Maßnahmen.

4.7.4. Prävention

4.7.4.1. Chemoprophylaxe

Eine Chemoprophylaxe steht nicht zur Verfügung.

4.7.4.2. Impfung

Die erstmalige Isolierung des Masernvirus in Zellkulturen durch Enders und Peebles im Jahre 1954 leitete die Impfstoffentwicklung ein. Etwa zeitgleich kam es 1963 in den USA zur Zulassung einer Totvakzine sowie einer attenuierten Lebendvakzine vom Stamm Edmonston (Name des Erkrankten, von dem das Virus isoliert wurde). Da nach Verabreichung der Totvakzine nur ein inkompletter Schutz festzustellen war (es häuften sich atypische Masernerkrankungen), setzte sich allmählich die Lebendvakzine durch.

Auch in Deutschland wurde zunächst Ende der 60er Jahre eine inaktivierte "Spaltvakzine" gegen Masern eingesetzt, die aus formalinbehandelten Viren bestand, ehe sie zu Beginn der 70er Jahre durch eine attenuierte Lebendvakzine vom Stamm Schwarz abgelöst wurde. Die heute am meisten verwendeten Impfstämme sind Moraten (USA) und Schwarz (Europa), die sich in ihrer Wirksamkeit und Verträglichkeit nicht unterscheiden.

Das **Impfschema** sieht heute in den meisten Ländern, so auch in Deutschland, Österreich und der Schweiz, zwei Immunisierungen mit Masern-Lebendvakzine in Kombination mit Mumps- und Rötelnimpfstoff vor (= MMR):

- 1. Impfung ab dem Alter von 12 Monaten (Österreich: 14 Monate)
- 2. Impfung frühestens 4 Wochen später, empfohlen im Alter von 15-23 Monaten (Österreich: im 7. Lebensjahr, Schweiz: 4-7 Jahre). Grundsätzlich gibt es aber keine Altersbegrenzung nach oben!

Bis zum Alter von spätestens 18 Jahren sollte jeder zweimal geimpft sein.

Die Impfdosis beträgt jeweils 0,5 ml, sie wird entweder intramuskulär oder, vorzugsweise subkutan injiziert.

Der relativ späte Zeitpunkt für die 1. MMR-Impfung ist durch die Persistenz maternaler Antikörper begründet, die in der Lage sind, die attenuierten Impfviren zu neutralisieren und somit die Immunantwort des Impflings verhindern. Die heute gebärenden jungen Frauen haben ihre eigene Immunität gegen Masern, Mumps und Röteln nicht mehr durch natürliche Infektion sondern vorwiegend selbst durch Impfung erworben. Da damit eine quantitativ geringere IgG-Antikörpermenge verbunden ist, resultiert ein quantitativ geringerer und damit verkürzter diaplazentarer Nestschutz für die Säuglinge. Dem wurde in Deutschland und jetzt auch in der Schweiz dadurch Rechnung getragen, daß der Zeitpunkt für die 1. MMR-Impfung von 15 Monaten auf 12 Monate herabgesetzt wurde. In begründeten Fällen kann auch schon im Alter von 9 Monaten (z.B. bei lokalen Masernepidemien) erfolgreich geimpft werden, jedoch sollte dann die 2. MMR-Impfung schon im 2. Lebensjahr erfolgen, da die Serokonversionsrate gegen Masern bei Impfung vor dem 1. Geburtstag lediglich knapp 90 % beträgt.

Ähnlich wie bei Vorhandensein von maternalen Masernantikörpern ist der Erfolg der Impfung ebenso zweifelhaft, wenn in den der Impfung vorausgegangenen 3 (Standarddosierung) bis 9 Monaten (Hochdosisgabe, z.B. bei Behandlung des Kawasaki-Syndroms oder der idiopathischen Thrombozytopenie) Immunglobuline verabreicht worden sind. In diesem Fall ist der Impfzeitpunkt entsprechend zu verschieben.

Für die Empfehlung einer 2. MMR-Impfung gibt es folgende Gründe:

Die erste Impfung führt bei etwa 95 % der Impflinge zur Ausbildung schützender IgG-Antikörper. Somit ergibt sich eine Rate von 5 % primärer Impfversager. Sekundäre Impfversager, d.h. Personen, die initial eine Serokonversion aufweisen, aber später wieder empfänglich für die Infektion werden und erkranken, sind sehr selten. Der Impfschutz beginnt etwa 14 Tage nach Impfung und ist von jahrzehntelanger, möglicherweise sogar lebenslanger Dauer.

Die empfohlene **zweite Impfung** ist deshalb auch keine Auffrischungs-, sondern eine **Wiederholungsimpfung**. Ihr Ziel ist nicht, eventuell abgefallene Antikörpertiter zu boostern (dies geschieht zwar, ist aber nur ein vorübergehender Effekt und immunologisch nicht notwendig). Sie gibt vielmehr den primären Impfversagern eine zweite Chance, schützende Antikörper zu bilden. Dies ist tatsächlich auch bei > 80 % der ursprünglich seronegativen Impflinge der Fall. Somit wird der Anteil Seronegativer durch eine zweimalige MMR-Impfung von 5 % auf < 1 % gesenkt. Diese Strategie ist sehr wirksam und notwendig, wie die Eliminierung von Masern, Mumps und Röteln in Finnland durch konsequente Anwendung der zweimaligen MMR-Impfung gezeigt hat, während in den USA trotz hoher Durchimpfungsraten bei einmaliger MMR-Impfung immer wieder lokale Masernepidemien zu verzeichnen waren. Da diese Entwicklung auch in Deutschland erkennbar war, wurde 1991 die 2. MMR-Impfung allgemein empfohlen.

Die Tatsache, daß 95 % der Impflinge die zweite Impfdosis nicht benötigen würden, ist von geringer Bedeutung. Sie führt zu keinen Nebenwirkungen, da bei Impflingen mit vorbestehender Immunität die attenuierten Impfviren rasch neutralisiert werden. Auch sind die Kosten der 2. MMR-Impfung geringer als eine selektive Nachimpfung der primären Impfversager, da diese ja erst durch teure postvakzinale Antikörperbestimmungen identifiziert werden könnten.

Inwieweit durch die 2. MMR-Impfung eine Boosterung der zellulären Immunität erreicht wird und ob dies von Bedeutung für die Dauer des Impfschutzes ist, ist unklar.

Folgende **Kontraindikationen** für eine Masernimpfung müssen beachtet werden:

- akute, mit hohem Fieber einhergehende, behandlungsbedürftige Erkrankungen (ausgenommen banale respiratorische Infekte)
- bekannte, schwere allergische Reaktionen auf Bestandteile des Impfstoffes
- Schwangerschaft
- angeborene oder erworbene Immundefizienz

Letztere Kontraindikation ist notwendig, da bei immungeschwächten Impflingen eine Ausbreitung der abgeschwächten Impfviren im Organismus nicht sicher kontrolliert werden kann und deshalb das Vollbild der Erkrankung riskiert wird. Strenggenommen müßte die Kontraindikation auf angeborene oder erworbene zelluläre Immundefekte begrenzt werden, da Patienten mit humoraler Immundefizienz (z.B. Agammaglobulinämie) bei intaktem T-Zell-Immunsystem durch die Impfung nicht gefährdet sind.

Der alleinige Status "**HIV-positiv**" ohne klinische AIDS-Symptomatik hingegen ist **keine Kontraindikation** für die Masernimpfung, da hierbei noch keine Immunschwäche vorliegt und der Aufbau einer Impfimmunität im Hinblick auf den Ausbruch der späteren AIDS-Erkrankung dringend erwünscht ist! Befinden sich im Haushalt oder in der näheren Umgebung des Impflings Patienten mit Immundefizienz, so ist dies keine Kontraindikation für die Impfung, da die Impfviren nicht übertragbar sind!

Da die Masernimpfviren auf Hühnerfibroblasten-Zellkulturen gezüchtet werden, stellt sich in der Praxis häufig die Frage, inwieweit diese Impfung bei Patienten mit **Hühnereiweißallergie** kontraindiziert ist. Umfangreiche Erfahrungen haben gezeigt, daß diese Patienten von sehr seltenen Ausnahmen abgesehen, die Masernimpfung komplikationslos vertragen. Der Grund dafür ist, daß sich die menschliche Allergie gegen das Ovalbumin des Hühnereis richtet, welches keine Antigenähnlichkeit zu den Hühnerfibroblasten zeigt. Vorsicht ist nur geboten, wenn in der Vorgeschichte des Patienten nach Genuß von Hühnereiweiß IgE-vermittelte Sofortreaktionen (anaphylaktische Reaktionen, Urtikaria, Bronchospasmus u.a.) aufgetreten sind. Hier muß aus Sicherheitsgründen der Impfung ein Prick-Test vorausgehen (☞ Kap. 6.3.). Im positiven Fall kann eine fraktionierte Impfung durchgeführt oder alternativ auf den MMR-Impfstoff der Schweizer Firma Berna ausgewichen werden (Triviraten®), dessen Impfviren auf humanen diploiden Zellen gezüchtet werden.

Die **Wirksamkeit** der Masernimpfung ist sehr gut. Ein indirekter Beleg dafür ist der drastische Rückgang der Maserninzidenz in allen Ländern nach Einführung der Masernimpfung. Kontrollierte Studien haben darüber hinaus gezeigt, daß die Wirksamkeit der Masernimpfung analog zur Serokonversionsrate bei etwa 95 % liegt.

Lokalreaktionen, die meist in den ersten 3 Tagen nach Impfung auftreten, sind nach Masernimpfung eher selten (ca. 10 %). Systemische Nebenwirkungen treten dagegen typischerweise ab dem 7. (-12.) postvakzinalen Tag in Erscheinung, wenn die attenuierten Impfviren sich ausreichend vermehrt haben. Dazu zählen:

- Fieber (15-20 %)
- Morbilliformes Exanthem (5 %)
- Fieberkrämpfe (1:3000)

In sehr seltenen Fällen wird etwa 2-3 Wochen nach MMR-Impfung eine Thrombozytopenie beobachtet (1:30.000). Sie ist selten therapiepflichtig und seltener als nach natürlicher Infektion mit Masern-, Mumps- oder Rötelnvirus.

Andere seltene Ereignisse, die im zeitlichen Zusammenhang mit MMR-Impfungen beobachtet werden, sind das Guillain-Barré-Syndrom und Enzephalitiden. Allerdings werden sie nicht häufiger beobachtet als es die spontane Erkrankungswahrscheinlichkeit erwarten ließe, so daß für diese Ereignisse **kein** ursächlicher Zusammenhang zur MMR-Impfung erkennbar ist. Das gleiche gilt für die in Grossbritannien von einer Gruppe postulierten Zusammenhänge zwischen Masernimpfung und chronisch-entzündlichen Darmerkrankungen bzw. Autismus.

▶ Impfprophylaxe nach Exposition

Wenn nach stattgefundener Exposition zu einem kontagiösen Masernerkrankten der Ausbruch der Erkrankung verhindert werden soll, bieten sich folgende Möglichkeiten (Voraussetzung ist, daß der Exponierte älter als 6 Monate und selbst noch nicht ausreichend gegen Masern geimpft ist):

- aktive Immunisierung innerhalb der ersten 3 Tage nach Exposition. Diese Maßnahme ist zwar von unsicherem Erfolg, aber unbedenklich und deswegen empfehlenswert. Bei bislang nur einmal gegen Masern geimpften Exponierten ist dies eine ideale Gelegenheit, die 2. MMR-Impfung durchzuführen, sofern die erste mindestens 4 Wochen zurückliegt. Bei Immunsupprimierten - dem typischen Klientel für eine Postexpositionsprophylaxe - ist sie kontraindiziert

- passive Immunisierung innerhalb von 6 Tagen nach Exposition. Die Dosis beträgt bei Immunkompetenten 0,25 ml/kgKG (maximal 15 ml!) eines Standard-Immunglobulinpräparats i.m. Immunsupprimierte Patienten erhalten die doppelte Dosis. Die Erkrankung wird relativ sicher verhindert oder zumindest mitigiert. Nach der passiven Immunisierung muß ein Abstand von 5-6 Monaten zu Lebendimpfungen eingehalten werden

4.8. Mumps

4.8.1. Ätiologie, Pathogenese und Epidemiologie

Beim Mumps (Parotitis epidemica) handelt es sich um eine ausschließlich humanpathogene Erkrankung, hervorgerufen durch ein Paramyxovirus, von dem es nur einen Serotyp, aber verschiedene Genotypen gibt. Es wird durch Tröpfcheninfektion sowie direkten oder indirekten Speichelkontakt von Mensch zu Mensch übertragen.

Nach Übertragung des Virus beginnt die Infektion mit der lokalen Vermehrung der Viren in Epithelzellen der Nasopharynxschleimhaut, kurze Zeit später folgt die Virämie. Aufgrund des ausgeprägten Tropismus zu Speicheldrüsen führt die Virämie zu einer Infektion der Gll. parotis, sublingualis und submandibularis sowie des Pankreas. Ferner sind die Beteiligung der Nieren und des ZNS charakteristisch. Nach spätestens 2 Wochen werden die Viren eliminiert.

Mumpsviren sind weltweit verbreitet, die Letalität ist allerdings gering. In Ländern, in denen Mumpsimpfstoffe verfügbar sind, ist es in Abhängigkeit von den Durchimpfungsraten zu einem erheblichen Rückgang der Erkrankungszahlen gekommen. Die Kontagiosität des Mumpsvirus ist deutlich geringer als die des Masernvirus. So erreichte die natürliche Durchseuchung in der Prävakzinära erst bis zum 15. Lebensjahr einen Wert von etwa 90 %. Bei inkonsequenter Impfung, wie z.B. in Deutschland, verlagert sich die Mumpserkrankung heutzutage zunehmend in das Jugendlichen- und junge Erwachsenenalter.

Die Ansteckungsfähigkeit beginnt 3-7 Tage vor Ausbruch der Erkrankung und endet spätestens am 9. Krankheitstag. Asymptomatisch infizierte Personen sind ebenfalls kontagiös. Die Infektion hinterläßt eine lebenslange Immunität. Weder die Erkrankung noch der (extrem seltene) Tod an Mumps sind meldepflichtig.

4.8.2. Krankheitsbild und Diagnose

 Krankheitsbild

Mehr als die Hälfte der Mumpsinfektionen verläuft unspezifisch unter den Zeichen eines respiratorischen Infektes oder sogar asymptomatisch. Wenn es zur manifesten Erkrankung kommt, so beginnt sie nach einer Inkubationszeit von etwa 16-18 Tagen mit

- leichtem Fieber
- geringem Krankheitsgefühl und
- unspezifischen respiratorischen Symptomen

Etwa 30-40 % aller Infizierten entwickeln die charakteristische Vergrößerung einer oder beider Ohrspeicheldrüsen, die zu einer Schwellung der jeweiligen Gesichtshälfte führt. Sie ist meist nur gering schmerzhaft und dauert nur wenige Tage. Die begleitende Pankreatitis ist ebenfalls von kurzer Dauer und macht sich allenfalls durch vorübergehende Bauchschmerzen bemerkbar.

In einigen Fällen ist eine transitorische Begleitnephritis (Mikrohämaturie) nachweisbar, die jedoch von geringer klinischer Bedeutung ist.

In Einzelfällen wurde die Auslösung eines Diabetes mellitus durch Mumps beobachtet.

Von besonderer Bedeutung ist die relativ häufige **Begleitmeningitis** (etwa 5 % relevant symptomatisch, bis zu 70 % asymptomatisch). Obwohl sie in den meisten Fällen folgenlos ausheilt, führt sie vereinzelt zur Ausbildung von

- Hydrozephalus

- zerebralem Anfallsleiden und
- Hirnnervenparesen

Unter letzteren prädominiert die Beteiligung des N. vestibulo-cochlearis, die zu ein- oder doppelseitiger Schwerhörigkeit bis hin zur Taubheit führt. Mumps war früher eine der Hauptursachen für die erworbene Schwerhörigkeit.

Weitere bedeutsame Komplikationen sind **Epididymitis** und **Orchitis** bei Jungen und **Oophoritis** sowie **Mastitis** bei Mädchen. Sie werden fast ausschließlich erst ab dem Pubertätsalter beobachtet und treten dann bei Jungen mit 30-35 % Wahrscheinlichkeit und bei Mädchen mit einer Häufigkeit von 5 % (Oophoritis) bzw. 35 % (Mastitis) auf. Sie führen, insbesondere beim männlichen Geschlecht, vereinzelt zur Infertilität.

Generell gilt, daß die Komplikationsrate der Mumpserkrankung mit zunehmendem Alter des Erkrankten steigt.

Diagnose

Nur in klinisch unklaren Fällen ist eine Labordiagnostik notwendig. Wie bei Masern ist der Nachweis von IgM-Antikörpern die Methode der Wahl, wohingegen der direkte Virusnachweis im Speichel oder Rachenabstrich von untergeordneter Bedeutung ist. Bei der Abklärung von serösen (= aseptischen, viralen) Meningitiden kann der Nachweis von autochthon im Liquor cerebrospinalis produzierten Mumpsantikörpern die Diagnose sichern. Nach einigen Wochen bis Monaten sind IgM-Antikörper nicht mehr nachweisbar, wohingegen spezifische IgG-Antikörper lebenslang persistieren.

Bei persistierender Parotisschwellung muß differentialdiagnostisch an Speichelsteine sowie an Erkrankungen des lymphatischen Systems (Hodgkin- und Non-Hodgkin-Lymphome) gedacht werden.

4.8.3. Therapie

Es existiert keine spezifische Therapie gegen Mumps. Die Behandlung erfolgt deshalb symptomatisch. Die Mumpsorchitis wird durch kühlende Umschläge, Antiphlogistika und Hochlagerung des/der beteiligten Hoden behandelt. Nur in Ausnahmefällen, bei ausgeprägter Hodenschwellung und/oder Begleithydrozele, ist eine operative Freilegung notwendig, die die Hodenatrophierate reduziert.

4.8.4. Prophylaxe

4.8.4.1. Chemoprophylaxe

Es gibt keine effektive Chemoprophylaxe.

4.8.4.2. Impfung

Das Mumpsvirus wurde 1934 von Johnson und Goodpasture erstmals isoliert. Erst 1967 stand die erste Mumps-Lebendimpfung zur Verfügung. Hilleman hatte das Virus von seiner erkrankten Tochter Jeryl Lynn isoliert und durch Zellpassagen attenuiert. Der Jeryl Lynn Stamm ist noch heute der am weitesten verbreitete. Zu Beginn der 70er Jahre führte dann die Einführung der Masern-Mumps-Röteln Kombinationsimpfung in zahlreichen Ländern zu stark ansteigenden Durchimpfungsraten und infolgedessen zu einem drastischen Rückgang der Erkrankungszahlen.

Andere Mumps-Impfstämme waren weniger erfolgreich. So mußte man feststellen, daß durch den Urabe-Stamm deutlich häufiger postvakzinale Meningitiden ausgelöst wurden als durch den Jeryl Lynn-Stamm (ca. 1:10.000 versus 1: 1.000.000). Alle heute in Österreich und Deutschland erhältlichen Mumps-Impfstoffe gehen auf den Jeryl Lynn-Stamm zurück. Für den vor allem in der Schweiz verwendeten Rubini-Stamm (Triviraten®) hat sich in mehreren Untersuchungen gezeigt, daß die postvakzinale Serokonversionsrate unter 50 % lag und offenbar eine unzureichende Schutzrate erzielt wird. Die genauen Ursachen dafür sind nicht bekannt. Vermutlich handelte es sich bei früheren Impfdurchbrüchen um eine unzureichende Einhaltung der Kühlkette bei Lagerung und/oder Transport der Vakzinen. Ferner scheint im Herstellungsverfahren eine übermässige Attenuierung des Mumpsvirus stattzufinden. Da dieser Impfstoff unter Verwendung von humanen diploiden Zellen hergestellt wird, wird er von manchen Ärzten gerne bei Patienten mit "Hühnereiweißallergie" verwendet (☞ auch 4.7.4.2.).

Das Impfschema der Mumpsimpfung entspricht dem der Masernimpfung, da die Verwendung von MMR-Kombinationsimpfstoffen dringend zu empfehlen ist (☞ 4.7.4.2.).

Auch die **Kontraindikationen** für die Mumpsimpfung entsprechen denen der Masernimpfung.

Mit Ausnahme des bereits erwähnten Rubini-Stammes beträgt die Wirksamkeit der Mumpsimpfung ähnlich wie bei Masern mehr als 90 %. Der Schutz beginnt etwa 14 Tage nach der Impfung und dauert vermutlich lebenslang an. Wegen der unangenehmen Orchitiden bei Jungen bzw. Mastitiden bei Mädchen sollten zum Zeitpunkt der Pubertät beide MMR-Impfungen stattgefunden haben.

Neben den bereits im Masern-Kapitel diskutierten Nebenwirkungen kann durch die Mumpskomponente eine blande, passagere Schwellung der Ohrspeicheldrüse(n) induziert werden (< 1 %). Ferner wurde in Einzelfällen beobachtet:

- Hodenschwellung
- Ataxie
- Pankreatitis
- Hörschädigungen
- Diabetes mellitus

Die Häufigkeit dieser Ereignisse liegt in einer Größenordnung von etwa 1: 1.000.000, so daß eine Unterscheidung von Koinzidenz und Kausalität kaum möglich ist.

▶ Impfprophylaxe nach Exposition

Im Gegensatz zu Masern läßt sich Mumps nicht durch eine postexpositionelle Immunglobulingabe verhindern. Die aktive Immunisierung (Inkubationsimpfung) bis zu 5 Tagen nach Exposition ist in ihrer Wirksamkeit nicht belegt. Sie ist dennoch nach stattgehabter Exposition für ungeschützte Personen zu erwägen, da sie die Symptomatik wie auch die Kontagiosität reduzieren und so den Infektionszyklus unterbrechen kann. Ferner ist Kontakt zu einem Mumpserkrankten eine Gelegenheit, altersunabhängig eine noch anstehende 2. MMR-Impfung durchzuführen.

4.9. Röteln

4.9.1. Ätiologie, Pathogenese und Epidemiologie

Die Röteln sind eine ausschließlich humanpathogene Erkrankung und werden durch ein Rubivirus aus der Familie der Togaviren (RNA) verursacht. Es existiert nur ein Serotyp. Die Übertragung erfolgt durch Tröpfchen von Mensch zu Mensch sowie diaplazentar in der Frühschwangerschaft.

Nach Infektion findet zunächst eine lokale Virusvermehrung in den Epithelzellen der Nasopharynxschleimhaut und den regionalen Lymphknoten statt. Nach etwa einer Woche folgt die Virämie, welche eine Disseminierung des Virus ermöglicht. Dies äußert sich in der Haut (Exanthem) sowie bei Schwangeren durch eine Plazentainfektion. Diese ermöglicht dem Virus den gefürchteten Übertritt in den embryonalen bzw. fetalen Kreislauf. Dort führt die Virusinfektion des embryonalen Gewebes zu vielfältigen, charakteristischen Entwicklungsstörungen, die auf einer Mitoseinhibition beruhen. Während die pränatale Infektion mit einer langen Viruspersistenz (bis zum Alter von 1 Jahr) einhergeht, wird das Virus bei postnatalen Infektionen rasch eliminiert.

Die Röteln sind weltweit verbreitet. Die damit verbundene Morbidität und Letalität betrifft in nennenswerter Weise nur die pränatal erworbene Rötelnembryopathie. In Ländern, in denen gegen Röteln geimpft wird, ist es in Abhängigkeit von den Durchimpfungsraten zu einem erheblichen Rückgang bzw. zur vollständigen Eliminierung (Skandinavien) der Rötelnembryopathie gekommen. Zuvor war etwa jedes 2000. Neugeborene rötelngeschädigt. In Deutschland bedeutet dies, daß heutzutage statt den jährlich zu erwartenden 400 Rötelnembryopathien nur noch weniger als 10 Fälle registriert werden.

Die Kontagiosität der Röteln ist hoch. Die Ansteckungsfähigkeit beginnt 3-7 Tage vor und endet 1 Woche nach Ausbruch des Exanthems. Pränatal infizierte Kinder bleiben bis zu einem Jahr ansteckungsfähig. Asymptomatisch infizierte Personen tragen zur Verbreitung des Virus ebenso bei. Die Infektion hinterläßt eine lebenslange Immunität.

Der direkte oder indirekte Nachweis von Rubellaviren ist bei konnatalen Infektionen laut §7 Infektionsschutzgesetz in Deutschland meldepflichtig.

4.9.2. Krankheitsbild und Diagnose

 Krankheitsbild

Etwa 25-50 % aller Rötelninfektionen sind asymptomatisch. In den übrigen Fällen kommt es nach einer Inkubationszeit von 14-21 Tagen zum Ausbruch der Erkrankung. Sie ist in aller Regel mild und durch folgende Prodromi gekennzeichnet:

- Rhinitis
- allenfalls leichter Husten
- geringgradige Temperaturerhöhung
- Wenige Tage später, oft auch unvermittelt ohne Vorzeichen, Ausbruch des Exanthems:
- makulös bis makulo-papulös
- im Gesicht beginnend, nach distal sich ausbreitend
- begleitende retroaurikuläre und nuchale Lymphknotenschwellungen

Vorwiegend bei weiblichen Jugendlichen und jungen Erwachsenen sind Röteln von Arthralgien bzw. Arthritiden begleitet. Meist sind ein oder beide Kniegelenke betroffen, die Häufigkeit beträgt mehr als 50 %. Spekulativ ist zum gegenwärtigen Zeitpunkt, ob in Einzelfällen eine Rötelnarthritis Ausgangspunkt für die Entwicklung einer chronischen rheumatoiden Arthritis sein kann. Sehr seltene Komplikationen der Röteln sind klinisch meist günstig verlaufende Enzephalitiden und Thrombopenien.

Prognostisch äußerst ungünstig ist die **Rötelninfektion in der Frühschwangerschaft**. Sie führt zum Abort bzw. einer Schädigung des ungeborenen Kindes in einer Häufigkeit in Abhängigkeit vom Infektionszeitpunkt:

- 1. Schwangerschaftsmonat: 70 %
- 2. Schwangerschaftsmonat: 40 %
- 3. Schwangerschaftsmonat: 25 %
- 4. Schwangerschaftsmonat: 25 %
- ab 5. Schwangerschaftsmonat: < 10 %

Das rötelngeschädigte Neugeborene ist in aller Regel zu früh geboren, dystroph ("small for gestational age") und weist als häufigste Fehlbildungen auf:

- Uni- oder bilaterale Innenohrtaubheit
- Katarakt (Linsentrübung)

- Herzfehler (meist offener Ductus arteriosus oder Pulmonalarterienstenose)

Neben dieser Symptomenkonstellation, nach seinem Erstbeschreiber auch Gregg-Syndrom genannt, sind eine Vielzahl anderer Fehlbildungen beobachtet worden. Im Laufe der ersten Lebensmonate bzw. -jahre macht sich ferner bei etwa 20 % der betroffenen Kinder eine erhebliche Entwicklungsverzögerung bemerkbar, die auf einer **Hirnschädigung** durch das Rötelnvirus beruht.

 Diagnose

Die postnatal erworbene Rötelninfektion läßt sich in einigen Fällen klinisch diagnostizieren. In Zweifelsfällen sowie bei Vorliegen einer Schwangerschaft sollte eine mikrobiologische Diagnosesicherung erfolgen. Dies geschieht durch den Nachweis spezifischer IgM-Antikörper bzw. direkte Virusisolierung aus dem Nasopharynx. Unter den serologischen Tests weisen ELISA-Verfahren die höchste Sensibilität auf, wohingegen der als Suchtest gebräuchlichere Hämagglutinationshemmtest bisweilen falsch-negativ ausfällt.

Bei pränatal erworbener Rötelninfektion läßt sich in den meisten Fällen bei Geburt das Virus aus Nasopharynxsekret, Liquor cerebrospinalis und Urin anzüchten. Die Virusanzucht ist die bevorzugte Nachweismethode, da die eine pränatale Infektion beweisenden IgM-Antikörper oft negativ sind. Der alleinige IgG-Nachweis ist nicht beweisend für eine pränatale Infektion, da es sich um transplazentar übertragene mütterliche Antikörper handeln kann.

4.9.3. Therapie

Wie bei den meisten anderen Virusinfektionen steht keine spezifische Therapie zur Verfügung. Die postnatale Rötelninfektion ist aufgrund ihrer milden Symptomatik meist nicht behandlungsbedürftig.

Die Behandlung der pränatal erworbenen Rötelninfektion orientiert sich am Ausmaß der Schädigung. Die Katarakt wird durch Linsenextraktion und Sehhilfe (Brille) behandelt. Herzfehler werden operativ versorgt. Bei vorhandener Resthörfähigkeit muß ein Hörgerät verordnet werden. Bei Taubheit ist eine frühzeitige intensive Entwicklungsförderung des Kindes angezeigt, ebenso wie bei der meist vorhandenen schweren psychomotorischen Retardierung.

4.9.4. Prophylaxe

4.9.4.1. Chemoprophylaxe

Es gibt keine effektive Chemoprophylaxe.

4.9.4.2. Impfung

Das Rötelnvirus wurde 1962 erstmals in den USA isoliert. Die Erkrankung war als Entität längst bekannt und wird im angelsächsischen Schrifttum aufgrund der zahlreichen Untersuchungen aus Deutschland im 19. Jahrhundert auch als "Deutsche Masern" bezeichnet.

Ab 1965 standen erste attenuierte Impfviren zur Verfügung und ab Beginn der 70er Jahre fanden diese weite Verbreitung als Teil der Masern-Mumps-Röteln-Kombinationsimpfung. Heute wird als Rötelnvirus-Impfstamm nahezu ausschließlich der Wistar RA27/3 Stamm verwendet, der auf humanen diploiden Zellen angezüchtet wird.

> Das **Impfschema** der Rötelnimpfung entspricht dem der Masernimpfung und besteht aus der zweimaligen Impfung mit einem MMR-Kombinationsimpfstoff (☞ 4.7.4.2.). Die frühere Empfehlung, Mädchen vor Eintritt in die Pubertät nochmals aktiv gegen Röteln zu impfen, ist seit der Empfehlung einer 2. MMR-Impfung nicht mehr notwendig.

Auch die **Kontraindikationen** für die Rötelnimpfung entsprechen denen der Masernimpfung. Obwohl bislang in keinem Fall eine Rötelnembryopathie durch das Röteln-Impfvirus beobachtet worden ist, ist eine Schwangerschaft aus Sicherheitsgründen als Kontraindikation für die Röteln- (wie auch Masern- und Mumps-) Impfung anzusehen. Kommt es während einer Schwangerschaft versehentlich zur Impfung (z.B. weil die Schwangerschaft zum Impfzeitpunkt noch nicht bekannt war), so ist dies **kein** Grund für eine Abruptio.

Die Serokonversionsrate nach Rötelnimpfung beträgt etwa 98 % und korreliert gut mit der Verhütung der Infektion. Der Schutz beginnt wie bei Masern- und Mumpsimpfung etwa 14 Tage nach der Impfung und hält sehr lange, vermutlich lebenslang an.

Beim Röteln-Antikörper-Screening als Bestandteil der Leistungen in der Frühschwangerschaft wird allgemein ein Hämagglutinationstiter von > 1:32 als protektiv angesehen. Allerdings sind zahlreiche Fälle bekannt, wo nach dokumentierter Rötelnimpfung niedrigere Titer gemessen wurden, die sich bei Kontrolle durch Bestimmung von neutralisierenden Antikörpern oder im ELISA-Test dennoch als ausreichend hoch erwiesen haben.

Neben den bereits im Masern-Kapitel dargestellten **Nebenwirkungen** kann durch die Rötelnkomponente bei MMR-Impfung ebenfalls ein flüchtiges rubelliformes Exanthem ab dem 7. postvakzinalen Tag auftreten. Darüber hinaus werden insbesondere bei jungen Frauen nach Rötelnimpfung passagere Arthralgien in einer Häufigkeit von bis zu 15 % beobachtet. Weitere nennenswerte Nebenwirkungen der Rötelnimpfung sind nicht bekannt.

Im Gegensatz zu Masern- und Mumps-Impfviren sind Röteln-Impfviren postvakzinal für kurze Zeit im Nasopharynx des Impflings nachweisbar, ohne daß es jedoch zu einer erkennbaren Transmission auf Kontaktpersonen käme.

▶ Impfprophylaxe nach Exposition

Eine postexpositionelle Prophylaxe kann in der Frühschwangerschaft nach Kontakt zu einem kontagiösen Rötelnerkrankten erwogen werden, sofern die Schwangere keinen dokumentierten Schutz (IgG-Antikörper) besitzt. Folgendes Vorgehen ist indiziert:

> - Blutentnahme zur Bestimmung der Röteln-IgG-Antikörper
> - im negativen Falle: Aufklärung über Risiko der Teratogenität
> - Angebot des Schwangerschaftsabbruchs, falls die Erkrankung ausbricht bzw. eine 2. Serumprobe nach 4 Wochen eine Serokonversion und damit eine Infektion anzeigt
> - bei Ablehnung eines Schwangerschaftsabbruchs Empfehlung der passiven Impfung mit Hyperimmunglobulin unter Hinweis auf die unsichere Wirksamkeit dieser Maßnahme

Das in Deutschland verfügbare Röteln-Immunglobulin wird nach stattgehabter Exposition in einer Dosis von 0,3 ml/kgKG (mindestens aber 15 ml) i.m. appliziert. Liegt die Exposition länger als 5

Tage zurück, kann durch parallele Gabe eines i.v.-Immunglobulins mit nachgewiesenen Röteln-Antikörpern (☞ Gebrauchsinformation der Präparate) versucht werden, die Effektivität der Prophylaxe zu erhöhen. In jedem Fall sollte bei ausgebliebener Infektion die Gabe von i.m. Röteln-Immunglobulin in 4wöchigen Abständen wiederholt werden, solange die Gefährdung besteht, d.h. bis zum Ablauf des 4. oder 5. Schwangerschaftsmonats.

In ähnlicher Weise sollte jede Schwangere, die keine protektiven Röteln-Antikörper besitzt, prophylaktisch in 4wöchigen Abständen Röteln-Immunglobulin bis zum Ablauf des 4. oder 5. Schwangerschaftsmonats erhalten.

Soll bei nicht-schwangeren Personen nach Rötelnkontakt die Infektion verhindert werden, so kann dies durch die rasche aktive Immunisierung analog zur Maserninkubationsimpfung versucht werden.

Indikations- und Reiseimpfungen für Kinder und Jugendliche

5. Indikations- und Reiseimpfungen für Kinder und Jugendliche

5.1. Tuberkulose

5.1.1. Ätiologie, Pathogenese und Epidemiologie

Die Tuberkulose ist eine bakterielle Infektionskrankheit, die durch Vertreter des *Mycobacterium tuberculosis*-Komplexes hervorgerufen wird. Humanpathogen ist in erster Linie *M. tuberculosis*. In manchen Populationen werden Erkrankungen auch durch *M. bovis*, dem Erreger der Rindertuberkulose, verursacht. Mykobakterien sind säurefeste Stäbchen. *M. tuberculosis* wird durch Tröpfcheninfektion von Mensch zu Mensch übertragen. *M. bovis* kann durch infizierte Nahrung, meist Milch, übertragen werden.

Nach Inhalation von mykobakterienhaltigen Tröpfchen bildet sich im Lungengewebe an umschriebener Stelle ein Entzündungsherd, welcher durch Markierung von Epitheloidzellen rasch verkäst und nach Jahren verkalkt, wobei aber darin vermehrungsfähige Mykobakterien lebenslang persistieren und nach Jahren bei nachlassender Immunität endogene Reinfektionen verursachen können. Neben dem primären Herd kommt es zu einer Lymphangitis und Lymphknotenschwellungen, meist perihilär, die gemeinsam den sogenannten Primärkomplex bilden (Abbildung 5.1).

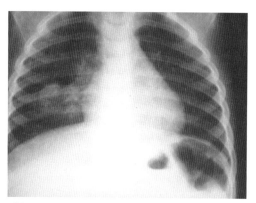

Abb. 5.1: Primärkomplex bei rechtsseitiger Lungentuberkulose.

Häufig entwickelt sich ein begleitender Pleuraerguß. Bei Einbruch des Entzündungsherdes in das Bronchialsystem spricht man von der offenen (= kontagiösen) Tuberkulose; es kann zur Atelektasenbildung kommen. Durch hämatogene Streuung sind weitere Organmanifestationen möglich:

• Meningitis

• Osteomyelitis

• Nephritis

• Hauttuberkulose

Die Tuberkulose ist weltweit verbreitet und mit 1997 weltweit etwa 3 Millionen Todesfällen (bei 7 Millionen Neuerkrankungen und einer Prävalenz von 16 Millionen Erkrankten) die bedeutendste Infektionskrankheit. Inzidenz und Prävalenz sind in Deutschland und den meisten anderen europäischen Ländern seit vielen Jahren kontinuierlich rückläufig. Zuletzt wurden in Deutschland 1999 9974 Neuerkrankungen gemeldet. Knapp 800 Patienten verstarben 1999 in Deutschland an einer Tuberkulose. Die Inzidenz unter ausländischen Mitbürgern ist etwa 4 mal höher als bei der einheimischen Bevölkerung. Besonders bedeutsam sind eingeschleppte Tuberkulosen durch Aussiedler aus osteuropäischen Ländern sowie Asylbewerber aus afrikanischen und asiatischen Ländern. In den USA ist in den letzten Jahren ein deutlicher Anstieg der Tuberkulosefälle unter Obdachlosen und durch AIDS-Erkrankung immunsupprimierten Patienten zu verzeichnen. Ein globales Problem ist die Zunahme INH- und multiresistenter Stämme von *M. tuberculosis*, die in Deutschland vor allem bei Zuwanderern vorliegen.

> Erkrankung und Tod an Tuberkulose (Lunge und andere Organe) sind laut §6 Infektionsschutzgesetz in Deutschland meldepflichtig.

5.1.2. Krankheitsbild und Diagnose

 Krankheitsbild

Die Inkubationszeit der Tuberkulose beträgt 2-10 Wochen. Die meisten Ersterkrankungen sind asymptomatisch bzw. nur von kurzzeitigem Fieber begleitet. Bei 50 % der infizierten Säuglinge und 10-15 % der älteren Kinder sind radiologische Veränderungen der Lunge, meist mit langanhalten-dem Husten einhergehend, erkennbar.

Typische **Komplikationen** der Erkrankung sind:

- Atelektasen bei Bronchusverlegung bzw. Ummauerung durch Lymphadenopathie (im Frühstadium)
- Ipsilaterale Pleuraergüsse (im Frühstadium)
- Tuberkulöse Meningitis (nach 3-6 Monaten)
- Knochen- und Gelenkbeteiligung (nach etwa 12 Monaten)
- Nierenbeteiligung (nach 5-15 Jahren)

Die tuberkulöse Meningitis, die mit einer hohen Letalität oder Residualschäden einhergeht, manifestiert sich typischerweise im Säuglingsalter. Eine weitere, gefürchtete Komplikation ist die sogenannte **Miliartuberkulose**. Sie manifestiert sich meist zu Beginn einer Tuberkulose, wenn der Primärherd Anschluß an das Blutsystem findet. Es kommt zur Disseminierung der Bakterien im gesamten Organismus und zahlreiche Organe sind von Tuberkeln übersät ("Milien"-ähnlich). Davon sind ebenfalls vorwiegend Säuglinge betroffen. Die Prognose ist ungünstig.

Insgesamt treten die genannten Komplikationen bei Kindern und Jugendlichen mit einer Häufigkeit von bis zu 25 % auf, bei Säuglingen in bis zu 50 %.

◼ Diagnose

Wichtigster diagnostischer Test ist die **Tuberkulinprobe**. Sie beruht auf der Ausbildung einer verzögerten T-Zell-vermittelten Immunreaktion nach Infektion mit Mykobakterien. Dazu wird 0,1 ml Tuberkulin (gereinigtes Tuberkuloprotein) in einer Konzentration von 5-10 IE intradermal injiziert (=Mendel-Mantoux-Test). Im positiven Fall läßt sich nach 48-72 Stunden eine Induration von mindestens 5 mm feststellen. Selbst bei geimpften Patienten, die dadurch vorübergehend (etwa 5 Jahre) Tuberkulin-positiv werden, kann die Tuberkulinprobe bei Erkrankungsverdacht dennoch sinnvoll sein, da sie impfbedingt selten größer als 10 mm wird (wohl aber bei natürlicher Infektion). Die Induration ist meist von einer Rötung begleitet, die selbst aber nicht diagnostisch verwertbar ist! Ist der Tuberkulintest negativ, sollte er sicherheitshalber mit 50-100 IE wiederholt werden. Die verschiedenen kommerziell erhältlichen **Stempel**-

tests sollten für die Tuberkulinprobe nicht verwendet werden. Sie sind zwar bequem in der Durchführung, weisen aber eine unzureichende Sensitivität und Spezifität auf.

Bei einem erstmals positiv ausfallenden Tuberkulintest muß eine Röntgenaufnahme des Thorax durchgeführt werden, um evtl. einen Primärkomplex als Ausdruck einer symptomatischen Infektion zu erkennen.

Goldstandard ist der direkte Erregernachweis im Sputum bzw. - bei Kleinkindern und Säuglingen - im Nüchtern-Magensaft am Morgen, der verschlucktes Sputum enthält. Der Nachweis gelingt im Falle einer offenen Tuberkulose durch Ziehl-Neelsen-Färbung sowie die mehrere Wochen in Anspruch nehmende kulturelle Anzucht zur näheren Klassifizierung der säurefesten Stäbchen mit nachfolgender Resistenzbestimmung. In jüngster Zeit kann durch molekularbiologische Untersuchungen (Polymerase-Kettenreaktion) ein rascheres Ergebnis erhalten werden.

5.1.3. Therapie

Medika-ment	Dosierung (mg/kg KG/d)	Maxi-mal-dosis (mg)	Nebenwir-kungen
Isoniazid (INH)	10 (-15)	300	Hepatitis, periphere Neuritis
Rifampicin	10 (-20)	600	Hepatitis; Orangefärbung des Urins, Enzyminduktion*
Pyrazinamid	30 (20-40)	1500	Hepatitis, Hyperurikämie+
Ethambutol	25 (-30)	1750	Optikusneuritis
Streptomycin	20 (-40)	750	Ototoxizität, Nephrotoxizität

Tab. 5.1: Gebräuchliche Tuberkulostatika - Dosierung und Nebenwirkungen. * Führt zu verändertem Metabolismus anderer Medikamente (☞ jeweilige Gebrauchsinformation),
+ Behandlung mit Allopurinol (10 mg/kgKG/d).

Die Behandlung einer Tuberkulose erfolgt durch Gabe von Tuberkulostatika. Die gebräuchlichsten Medikamente, ihre Dosierung und möglichen Nebenwirkungen sind in Tabelle 5.1 zusammengefaßt.

Die Wahl der Medikamente und die Behandlungsdauer richtet sich nach dem jeweiligen Erkrankungsstadium. Bei Resistenz des nachgewiesenen Mykobakterien-Stammes gegen eines oder mehrere der in Tabelle 5.1 genannten Medikamente muß in jedem Fall die Initialtherapie mit 4 Tuberkulostatika erfolgen und ggf. auf Alternativpräparate ausgewichen werden (☞ einschlägige Lehrbücher).

Es gelten folgende Richtlinien:
- Prophylaxe nach Tuberkulosekontakt oder Tuberkulinkonversion ohne radiologische Veränderungen: (6-) 9 Monate INH*
- Unkomplizierte Tuberkulose (Tuberkulinkonversion und radiologisch nachweisbarer Primärkomplex): INH + Rifampicin + Pyrazinamid für 2 Monate, dann weitere 4 (-7) Monate INH + Rifampicin
- Komplizierte Tuberkulose (Tuberkulinkonversion, radiologisch nachweisbarer Primärkomplex und Einbruch in das Bronchialsystem oder Bronchuskompression): INH + Rifampicin + Pyrazinamid für 2 Monate, dann weitere 7 Monate INH + Rifampicin
- Miliartuberkulose, tuberkulöse Meningitis, Knochen- oder Gelenktuberkulose: INH + Rifampicin + Pyrazinamid + Streptomycin für 2 Monate, dann weitere 9 Monate INH + Rifampicin

*bei nachgewiesener INH-Resistenz stattdessen mit Rifampicin

Die Kombinationstherapie der klinisch manifesten Tuberkulose ist notwendig, da sich bei Monotherapie rasch Resistenzen bilden können. Während der Behandlung ist der Patient in 4wöchigen Abständen hinsichtlich möglicher Nebenwirkungen zu untersuchen.

Der zusätzliche Einsatz von Kortikosteroiden ist umstritten und lediglich bei der tuberkulösen Meningitis allgemein empfohlen.

5.1.4. Prophylaxe

5.1.4.1. Chemoprophylaxe

Wie unter 5.1.3. ausgeführt, kann nach Exposition zu einem kontagiösen Tuberkuloseerkrankten durch eine 6-9monatige Behandlung mit INH (bzw. Rifampicin) die Infektion wirksam (ca. 90%) verhindert werden.

5.1.4.2. Impfung

- 1882: Robert Koch entdeckt den Erreger der Tuberkulose (*Mycobacterium tuberculosis*)
- 1890: Robert Koch entdeckt das Tuberkulin
- 1908-1921: Calmette und Guérin isolieren einen *M. bovis* Stamm und attenuieren ihn im Laufe von insgesamt 231 Kulturzyklen über 13 Jahre. Es entsteht der Impfstamm "Bacillus Calmette Guérin" (=BCG)
- ab 1945: weltweite Verbreitung der BCG-Impfung; alle Impfstämme gehen auf den BCG-Stamm zurück

BCG wird als attenuierter Lebendimpfstoff einmalig verabreicht. Die Dosis beträgt 0,1 ml und wird mit einer sehr dünnen Kanüle (Luer 18) streng intradermal injiziert. Geeignete Impfstellen sind der Oberarm oder der Oberschenkel (in Nähe des Trochanter major, also im bedeckten "Badehosenbereich").

Die BCG-Impfung kann bereits kurz nach Geburt durchgeführt werden, da keine interferierenden, transplazentaren mütterlichen Antikörper bekannt sind. In den ersten 6 Lebenswochen darf die BCG-Impfung ohne vorherige Tuberkulintestung appliziert werden, da bis dahin die Ausbildung einer Immunität durch natürliche Infektion (☞ Kontraindikationen) sehr unwahrscheinlich ist. Dagegen ist vor jeder BCG-Impfung ab dem Alter von 6 Wochen ein nachgewiesener negativer Tuberkulintest obligatorisch.

Etwa 3 Monate nach der Impfung wird durch einen (erneuten) Tuberkulintest, der positiv ausfallen sollte, der Impferfolg überprüft. Bei negativem Tuberkulintest kann die Impfung wiederholt werden.

Für die BCG-Impfung gelten folgende **Kontraindikationen:**

- akute, mit hohem Fieber einhergehende, behandlungsbedürftige Erkrankungen (ausgenommen banale respiratorische Infekte)
- positive Tuberkulinreaktion
- Tuberkulose in der Vorgeschichte
- Schwangerschaft
- entzündliche Hauterkrankungen
- angeborene oder erworbene Immundefizienz

Die letztgenannte Kontraindikation erweist sich in der Praxis als problematisch, da ja bei Impfung in der Neonatalperiode angeborene Immundefekte in aller Regel noch nicht erkennbar sind. Viele Ärzte führen deshalb die BCG-Impfung erst ab dem Alter von 6 Monaten durch.

Die **Wirksamkeit** der BCG-Impfung ist sehr umstritten. In den zahlreichen umfangreichen Feldstudien ergaben sich Effektivitätszahlen von 0-80 %, ohne daß es eine plausible Erklärung für die erheblichen Unterschiede gäbe. Eine Metaanalyse der verlässlichsten Studien zeigte folgende Tendenzen:

- je jünger der Impfling, desto wirksamer die Impfung
- je kürzer die Impfung zurücklag, desto wirksamer war sie
- schwere Erkrankungsformen (Meningitis, Miliartuberkulose) sind eher zu verhindern als die lokalisierte Lungentuberkulose

Nach heutigen Anforderungen an eine klinische Impfstudie würde die BCG-Impfung wohl keine Zulassung mehr erhalten. Mangels Alternativen wird sie jedoch in vielen Ländern weiterhin viel verwendet.

In Deutschland war die BCG-Impfung seit Beginn der 90er Jahre wegen der insgesamt niedrigen Erkrankungswahrscheinlichkeit nur noch für bestimmte Risikogruppen empfohlen. Seit 1998 wird sie von der STIKO grundsätzlich nicht mehr empfohlen.

In Österreich wird sie derzeit noch für Kinder mit "erhöhtem Ansteckungsrisiko" ab dem Alter von 6 Monaten empfohlen. In der Schweiz wird die BCG-Impfung für Neugeborene, Säuglinge und Kinder empfohlen, die aus Ländern mit hoher Tuberkuloseprävalenz stammen und bei denen eine Rückkehr in die Heimat zu erwarten ist. Die Umsetzung dieser Empfehlung wird uneinheitlich gehandhabt.

Als normale Impfreaktion bildet sich im Laufe von wenigen Wochen nach der BCG-Impfung ein bläulich-livides, erbsgroßes Knötchen, das manchmal zentral einschmilzt und ulzeriert. Es heilt im Laufe von einigen Monaten narbig ab, ohne daß eine spezifische Therapie notwendig wäre.

Nur bei größeren Ulcera - die vorwiegend bei versehentlicher subkutaner Impfung beobachtet werden - ist eine kurzzeitige INH-Therapie (8 mg/kgKG über 4-6 Wochen) angezeigt.

Ebenfalls normal ist die postvakzinale Schwellung regionaler Lymphknoten, da BCG wie bei Wildinfektion zu einem Primärkomplex führt. Auch hier ist nur in Ausnahmefällen (ca. 1:1000 Impfungen) eine Therapie notwendig:

- wenn die Lymphknoten Mandelgröße erreichen (INH wie oben)
- wenn die Lymphknoten einschmelzen (Exzision und INH wie oben)

Gefürchtet, da oft tödlich verlaufend, ist die disseminierte Aussaat der BCG-Bakterien bei Impflingen mit zellulärem (oder kombiniertem) Immundefekt. Sie wird in einer Häufigkeit von etwa 1:1 Million Impfungen registriert. Die Behandlung erfolgt nach den Richtlinien einer komplizierten Tuberkulose (☞ Kap. 5.1.3.).

In Einzelfällen wurden nach BCG-Impfung Augenaffektionen (Iritis, Konjunktivitis), Knochen- und Gelenkentzündungen sowie BCG-Meningitiden beobachtet, die alle einen günstigen Ausgang nahmen.

▶ Impfprophylaxe nach Exposition

Nach Exposition zu einem kontagiösen Tuberkulosepatienten ist die medikamentöse Prophylaxe mit INH die Methode der Wahl (☞ 5.1.3.). Die gleichzeitige Gabe von INH und BCG-Impfung ist nicht sinnvoll, da BCG durch INH inhibiert wird.

In seltenen Fällen, z.B. bei Neugeborenen von kontagiösen Müttern aus sozial schlechten Verhältnissen, kann die BCG-Impfung bei fraglicher Compliance der INH-Therapie die günstigere Maßnahme sein.

5.2. Influenza (Grippe)

5.2.1. Ätiologie, Pathogenese und Epidemiologie

Die Influenza ist eine akute virale Infektionskrankheit mit einem ausgeprägten alljährlichen Erkrankungsgipfel im Winterhalbjahr in Europa. Influenza-Viren gehören zu den Orthomyxoviren (RNA). Unter den humanpathogenen Stämmen lassen sich die Typen A, B und C unterscheiden, wobei von Typ A zahlreiche Subtypen bekannt sind, die durch unterschiedliche Zusammensetzung der beiden wichtigsten Virulenzfaktoren, Hämagglutinin (H) und Neuraminidase (N) gekennzeichnet sind. Unter den humanpathogenen Influenza-A-Viren gibt es 3 vorherrschende Hämagglutininvarianten (H1, H2 und H3) und 2 Neuraminidasen (N1 und N2) in unterschiedlichen Kombinationen. Neben den humanpathogenen Typen und Subtypen gibt es zahlreiche tierpathogene Influenza-A-Virussubtypen, die Vögel, Geflügel und Schweine infizieren. Das Genom der A-Typen ist in 8 Segmente unterteilt, die bei Doppelinfektion mit unterschiedlichen Subtypen durch Rekombination in zufälliger Weise an die nächste Generation weitergegeben werden. Dadurch ist die Bildung neuer A-Subtypen möglich ("Antigenshift"). Dieser Vorgang scheint besonders effektiv in Tieren stattzufinden, die zufällig gleichzeitig mit tier- und humanpathogenen Influenza-A-Viren infiziert sind. Ferner besitzen Influenzaviren eine hohe Rate an Punktmutationen, die zu häufigen Antigenvariationen ("Antigendrift") führen.

Die Beschreibung eines Influenza-Virustyps folgt einer bestimmten Terminologie:

> A/Bayern/7/95 (H1N1) ist z.B. ein Influenza-A-Virus, welches 1995 in Bayern isoliert wurde (Isolat Nummer 7) und zum Subtyp H1N1 gehört.

Die Übertragung der Viren geschieht durch Tröpfcheninfektion von Mensch zu Mensch sowie ausnahmsweise von Mensch zu Tier oder umgekehrt. Nach stattgefundener Infektion vermehren sich die Influenzaviren in den Epithelzellen des Nasopharynx, insbesondere im Flimmerepithel, sowie den Bronchialepithelzellen. Die Virusinfektion führt zur Entzündung der betroffenen Mukosa mit Hyperämie, Ödembildung und großflächigen Nekrosen und nachfolgender Hämorrhagie. Die ausgeprägte Schleimhautdestruktion begünstigt bakterielle Superinfektionen, vor allem Pneumonien. Eine Virämie tritt im allgemeinen nicht auf.

Influenza-Viren sind weltweit verbreitet. Jährlich treten neue Epidemien durch punktmutierte Virustypen auf, die ihren Ausgangspunkt meist in Asien nehmen und im Winterhalbjahr Europa und Nordamerika erreichen. Die meisten Epidemien werden durch A-Typen, weniger durch B-Typen und nur sehr vereinzelt durch C-Typen verursacht. Bildet sich ein neuer A-Subtyp, so trifft er auf eine immunologisch nicht vorbereitete Weltpopulation und ist deshalb der Auslöser einer neuen Pandemie. Die bislang schwerste Pandemie dieses Jahrhunderts trat 1918 auf, der mehr als 20 Millionen Menschen zum Opfer fielen ("Spanische Grippe"). Es folgten weitere Pandemien 1933, 1946, 1957, 1968 und zuletzt 1977. Die nächste Pandemie ist überfällig. Im Jahr 1997 sorgte ein bis dahin unbekannter neuer Stamm (H5N1) in Hongkong für große Aufregung. Das befürchtete Übergreifen der Endemie auf die westliche Hemisphäre blieb jedoch aus.

Influenzainfektionen sind die häufigste Ursache für hospitalisierungsbedürftige Erkrankungen der Atemwege im Schul- und Erwachsenenalter. Darüber hinaus sind sie bei Kleinkindern häufig Anlass für Antibiotikatherapien, sei es wegen fälschlich vermuteter bakterieller Infektion oder wegen tatsächlicher bakterieller Sekundärinfektion, z.B. als Otitis media.

> Der direkte Nachweis von Influenzaviren ist laut §7 Infektionsschutzgesetz in Deutschland namentlich meldepflichtig.

5.2.2. Krankheitsbild und Diagnose

 Krankheitsbild

Nach einer kurzen Inkubationszeit von 1-3 Tagen beginnt die Erkrankung plötzlich mit

- hohem Fieber
- Pharyngitis mit Halsschmerzen und trockenem Husten
- Rhinitis
- ausgeprägtem Krankheitsgefühl
- Gliederschmerzen
- Kopfschmerzen

- Muskelschmerzen
- Appetitlosigkeit

In unkomplizierten Fällen dauert die Erkrankung 1-2 Wochen.

Typische **Komplikationen** der Grippe sind:

- bakterielle Superinfektionen (Pneumonie, Sinusitis)
- perakuter Verlauf mit Herz-Kreislaufversagen (selten)
- Bronchiolitis oder Laryngotracheitis (=Pseudokrupp; Säuglinge)
- Myokarditis (selten)
- Enzephalitis (selten)
- Reye-Syndrom (selten; vorwiegend bei gleichzeitiger Gabe von Acetylsalicylsäure)

Die genannten Komplikationen, in erster Linie Pneumonien, treten bei insgesamt etwa 15-20 % aller Erkrankungen auf und häufen sich bei

- Patienten mit chronischen Herz-Kreislauf- oder Atemwegserkrankungen jeden Alters
- Säuglingen ohne mütterliche Leihimmunität
- Kleinkindern
- Senioren

■ Diagnose

Die Diagnose kann aufgrund des meist schweren Krankheitsbildes, das sich markant von den üblichen, banalen "grippalen" Infekten unterscheidet, vermutet werden. Soll sie mikrobiologisch gesichert werden, z.B. aus epidemiologischem Interesse, so gelingt dies am ehesten durch Virusnachweis aus dem Nasopharynx in den ersten Krankheitstagen. Die serologische Diagnostik erfordert einen signifikanten Titeranstieg (Hämagglutinationshemmtest, Komplementbindungsreaktion oder ELISA) zwischen zwei Serumproben im Abstand von etwa 2 Wochen.

5.2.3. Therapie

In den meisten Fällen ist die Behandlung der Influenza durch symptomatische Maßnahmen ausreichend. Bakterielle Superinfektionen werden mit Antibiotika therapiert. Amantadin und Rimantadin sind in der Lage, durch Inhibierung des Uncoatings die Zellinvasion der Viren zu begrenzen. Sie wirken allerdings nur gegen den Serotyp A! Da

das Virus-Uncoating am Beginn des Infektionsgeschehens steht, muß die Behandlung sehr früh einsetzen, um wirksam zu sein.

In den vergangenen Jahren wurden zwei neue Virostatika verfügbar, die gegen Influenza-Virustypen A und B gerichtet sind. Zanamivir (Relenza®) ist ein selektiver Hemmer der Neuraminidase von Influenza-Viren und wird inhalativ angewendet. Oseltamivir (Tamiflu®) ist ebenfalls ein Inhibitor der Neuraminidase von Influenza-Viren und in der Schweiz zugelassen. Die Applikation erfolgt oral. Die Behandlung mit Zanamivir oder Oseltamivir (2 mal täglich an 5 aufeinanderfolgenden Tagen) ist nur effektiv, wenn sie binnen 48 Stunden nach Beginn der Influenzasymptomatik einsetzt. Zanamivir ist ab dem Alter von 12 Jahren zugelassen, Oseltamivir zurzeit nur für Erwachsene. Durch die Behandlung wird die Dauer der Erkrankung um 1-2 Tage verkürzt.

5.2.4. Prophylaxe

5.2.4.1. Chemoprophylaxe

Amantadin oder Rimantadin können für ungeimpfte oder zu spät geimpfte Risikopatienten (☞ 5.2.4.2.) bei Ausbruch einer Influenza-A Epidemie oder Pandemie für längere Zeit täglich prophylaktisch gegeben werden. Die beiden neuen Virostatika Zanamivir und Oseltamivir scheinen ersten Untersuchungen zufolge ebenfalls prophylaktisch wirksam zu sein, sind dafür aber noch nicht zugelassen.

5.2.4.2. Impfung

Die ersten Influenza-Impfstoffe wurden Ende der 30er Jahre entwickelt. Man verwendete komplette, durch Formalin inaktivierte Viren, die an Aluminiumverbindungen als Adjuvantien adsorbiert wurden (**Ganzzell-Vakzinen**). Sie waren von guter Wirksamkeit und akzeptabler Verträglichkeit.

Die Weiterentwicklung erbrachte die sogenannten **Spaltvakzinen**, bei denen durch Detergentienbehandlung die Lipidhülle des Virus aufgelöst und die antigenen Oberflächenglykoproteine freigesetzt werden. Bei gleich guter Wirksamkeit ist die dadurch verbesserte Verträglichkeit von Vorteil. Eine weitere Optimierung von Influenzaimpfstoffen stellt die Entwicklung von sogenannten **Subunit-Vakzinen** dar. Sie beinhalten gereinigte Oberflächenantigene, nämlich Hämagglutinin und Neuraminidase. In den meisten Ländern werden heute Spalt- und Subunit-Vakzinen verwendet.

In Deutschland wurde in der Influenza-Saison 2000/2001 ein Influenzaimpfstoff mit neuartigem Adjuvanz (MF59) erstmals zugelassen (Fluad®). Insbesondere bei Personen mit eingeschränkter Immunkompetenz (z.B. Alter über 65 Jahren) werden damit höhere postvakzinale Antikörperwerte als mit den herkömmlichen Influenzaimpfstoffen erzielt.

Seit einigen Jahren befinden sich neue, aus attenuierten Viren bestehende Impfstoffe zur intranasalen Anwendung in klinischer Prüfung. Erste Wirksamkeitsergebnisse sind vielversprechend.

In der Schweiz ist seit dem Jahr 2000 ein intranasal anwendbarer Influenza-Totimpfstoff erhältlich (Nasalflu®). Er wird mit der von der Fa. BERNA entwickelten sogenannten "Virosomen-technik" produziert: Lecithinkügelchen enthalten auf ihrer Oberfläche die immunogenen Hämagglutinin- und Neuraminidasemoleküle. Als Mukosaadjuvanz wird dem Impfstoff hitzelabiles *E. coli* Toxin zugesetzt. Die Anwendung erfolgt durch zweimalige Applikation eines Nasensprays mit 1 Woche Abstand. Der Impfstoff ist ab vollendetem 5. Lebensjahr zugelassen. Zur Wirksamkeit und Verträglichkeit liegen bislang noch begrenzt Ergebnisse vor. Demnach scheint die Schutzrate in der gleichen Grössenordnung wie bei parenteral anzuwendenden Grippeimpfstoffen zu sein.

Da intranasale Impfstoffe ohne Injektion schmerzlos appliziert werden, könnte die bislang unzureichende Inanspruchnahme der jährlichen Grippeimpfung bei Risikopersonen damit verbessert werden.

Aufgrund der besonderen Antigenvariabilität der Influenzaviren müssen die Impfstoffe jährlich neu komponiert und produziert werden, um Schutz vor den jeweils aktuellen, zirkulierenden Typen und Subtypen zu vermitteln. Sie enthalten i.d.R. einen Influenza-B-Typ und seit vielen Jahren 2 Influenza-A-Typen (H1N1 sowie H3N2). Die jeweiligen Stämme wechseln dabei (zumindestens die A-Typen) jährlich. Die individuelle Zusammensetzung wird den Herstellern von der WHO empfohlen, die ein weltweites Sentinel-Netz unterhält und dadurch Jahr für Jahr die aktuell zirkulieren-

den Subtypen erfassen kann. Für die Injektionsimpfstoffe gilt:

> Kinder im Alter von 6 Monaten bis zu 3 Jahren erhalten ½ Impfdosis (0,25 ml) i.m.
> Kinder ab 3 Jahren, Jugendliche und Erwachsene erhalten 1 Dosis (0,5 ml) i.m.

Erhält ein Kind im Alter von bis zu 3 Jahren erstmals eine Influenza-Impfung, so ist nach 4 Wochen eine 2. Impfung in gleicher Dosierung (0,25 ml) notwendig. In den darauffolgenden Jahren genügt jeweils eine Impfung des dann aktuellen Impfstoffes.

Die Influenza-Impfung ist für bestimmte **Risikogruppen** empfohlen. Dazu gehören Patienten mit:

- chronischen Erkrankungen des Herz-Kreislaufsystems oder der Atemwege (z.B. bronchopulmonale Dysplasie, Cystische Fibrose, chronische Bronchitis, Asthma u.a.)
- anderen chronischen Organerkrankungen (z.B. chronische Nierenerkrankungen, Dialysepflichtigkeit u.a.)
- Diabetes mellitus und anderen Stoffwechselstörungen
- angeborener oder erworbener Immundefizienz sowie deren Familienangehörige
- Lebensalter von > 60 Jahren
- sowie Personen mit erhöhtem beruflichen Expositionsrisiko

Die Impfung ist in folgenden Situationen **kontraindiziert:**

- akute, mit hohem Fieber einhergehende, behandlungsbedürftige Erkrankungen (ausgenommen banale respiratorische Infekte)
- bekannte, schwere allergische Reaktionen auf Bestandteile des Impfstoffes
- klinisch signifikante Hühnereiweißallergie (Entwicklung von Urtikaria, Glottisödem, Laryngo- oder Bronchialabstruktionen oder anaphylaktischer Schock nach Hühnereiweißgenuß), da die Impfviren in Allantoisflüssigkeit von Hühnerembryonen gezüchtet werden

Die Impfung wirkt mit Schutzraten von etwa 70-90 % sehr gut gegen die in der jeweiligen Vakzine enthaltenen Influenza-Viren. Der Schutz beginnt etwa 10-14 Tage nach Impfung und hält vermutlich einige Jahre an. Darüber hinaus besteht eine Teilimmunität gegenüber ähnlichen Viren (Typen bzw. Subtypen), die von dem Verwandtschaftsgrad der Impfviren und dem jeweiligen Wildtyp abhängt. Die Teilimmunität äußert sich in einer deutlichen Reduzierung der Schwere der Erkrankung nach Infektion mit dem Wildvirus.

Die Verträglichkeit der Spalt- und Subunitvakzinen ist ebenfalls sehr gut. Lokalreaktionen treten bei bis zu 10 % der Impflinge auf. Systemische Nebenwirkungen, wie z.B. Fieber, sind selten (etwa 1 %). Ähnliches gilt für den nasalen Impfstoff. Hier umfassen die Lokalreaktionen passagere Obstruktion der Nasenatmung und Rhinorrhoe (bis zu 20%) sowie lokaler Juckreiz und Niessen (<10%). Bei der Anwendung von Nasalflu® in der Grippesaison 2000/2001 in der Schweiz sind einige Fazialisparesen im zeitlichen Zusammenhang zur Anwendung des Impfstoffs bekannt geworden. Ob es sich dabei um kausale Zusammenhänge oder zufällige Koinzidenz handelt, wird gegenwärtig untersucht.

5.3. Hepatitis A

5.3.1. Ätiologie, Pathogenese und Epidemiologie

Die Hepatitis A ist eine akute virale Infektionskrankheit, die im Gegensatz zur Hepatitis B vorwiegend enteral direkt von Mensch zu Mensch durch fäkal-orale Schmierinfektion oder, vor allem bei Urlaubsreisen in Endemiegebiete, indirekt über kontaminierte Nahrungsmittel (Meeresfrüchte, ungewaschenes Obst u.a.) übertragen wird. Eine parenterale Übertragung, z.B. durch Bluttransfusionen, wurde nur in Einzelfällen beobachtet. In seltenen Fällen ist auch die Übertragung von Primaten auf Menschen beschrieben. Das Hepatitis-A-Virus (HAV), von dem nur ein Serotyp bekannt ist, gehört zu den Picorna-Viren und läßt sich problemlos in Zellkulturen züchten. Eine Hepatitis-A-Infektion in der Schwangerschaft ist für das ungeborene Kind gefahrlos.

Nach oraler Aufnahme der Viren kommt es zur lokalen Vermehrung im Gastrointestinaltrakt, einer kurzen Virämie und dem Befall der Hepatozyten. Die daraufhin beobachtete vorübergehende Leberzellschädigung wird vermutlich durch zytotoxische T-Zellen und nicht durch HAV selbst verur-

sacht. Die Erkrankung ist selbstlimitierend, eine chronische Leberinfektion tritt nicht auf.

Hepatitis A-Viren sind weltweit endemisch verbreitet, wobei sich erhebliche Prävalenzunterschiede in Abhängigkeit vom Hygienestandard und den durchschnittlichen Temperaturen des Landes zeigen. So zirkuliert das HAV in süd- und osteuropäischen Ländern, Afrika, Asien und Süd- und Mittelamerika noch wesentlich intensiver als beispielsweise in Westeuropa. In den meisten afrikanischen und asiatischen Ländern findet schon in den ersten 5 Lebensjahren eine nahezu vollständige Durchseuchung der Bevölkerung statt, wohingegen in Deutschland lediglich 3-5 % der jungen Erwachsenen Anti-HAV-Antikörper (als Marker der durchgemachten Infektion) besitzen. Dementsprechend besteht für unsere Bevölkerung das größte Infektionsrisiko bei Reisen in die genannten Risikoländer (ca. 1:500 pro Aufenthaltsmonat).

Das HAV wird etwa 4 Wochen lang (beginnend 2-6 Wochen nach Infektion) im Stuhl ausgeschieden. Bei symptomatischen Infektionen besteht demnach 2 Wochen vor bigs 2 Wochen nach Beginn des Ikterus Kontagiosität.

> Direkter oder indirekter Nachweis von Hepatitis-A-Virus ist laut §7 Infektionsschutzgesetz in Deutschland namentlich meldepflichtig!

5.3.2. Krankheitsbild und Diagnose

 Krankheitsbild

Je nach Ausmaß der Leberzellschädigung kommt es nach einer Inkubationszeit von 2-6 Wochen zu unspezifischen Allgemeinsymptomen wie

- Übelkeit und Erbrechen
- Bauchschmerzen
- Völlegefühl
- Ikterus

Ein erheblicher Anteil der Infektionen verläuft jedoch anikterisch oder sogar asymptomatisch. Dies ist stark altersabhängig mit etwa 80 % asymptomatischen Infektionen in den ersten beiden Lebensjahren, 50 % zwischen 2 und 4 Jahren und 20 % ab dem Alter von 5 Jahren.

Die ikterische Verlaufsform ist durch dunklen, bierbraunen Urin bei entfärbtem Stuhl gekennzeichnet und dauert etwa 4 Wochen. Mit zunehmendem Lebensalter steigt das Risiko einer fulminanten, oft tödlich verlaufenden Hepatitis-A-Infektion von 0,1 % (bis 14 Jahre) auf bis zu 2 % (älter als 40 Jahre). Chronische Verlaufsformen werden dagegen nicht beobachtet.

 Diagnose

Die Diagnose einer HAV-Infektion erfolgt im akuten Erkrankungsstadium durch den Nachweis von erhöhten Lebertransaminasen und spezifischen IgM-Antikörpern. Nach einigen Monaten werden die IgM-Antikörper durch Antikörper vom IgG-Typ abgelöst, die lebenslang persistieren und vor Wiedererkrankung schützen.

5.3.3. Therapie

Eine kausale Behandlung der Hepatitis A ist nicht möglich, die therapeutischen Möglichkeiten beschränken sich deshalb auf symptomatische Maßnahmen.

5.3.4. Prophylaxe

5.3.4.1. Chemoprophylaxe

Eine effektive Chemoprophylaxe der Hepatitis A steht nicht zur Verfügung.

5.3.4.2. Impfung

Bis zu Beginn der neunziger Jahre war die **passive Immunisierung** mit Immunglobulin G die einzige wirksame Prävention der Hepatitis A. Sie erfolgt durch i.m. Gabe von 0,02 ml/kgKG (bzw. nach Angaben des Herstellers in der Packungsbeilage) eines Standard-Immunglobulinpräparats vor bis spätestens 14 Tage nach stattgehabter Exposition. Die Effektivität beträgt etwa 90 %, die Schutzdauer beträgt 2-4 Monate.

Wirksamer, bei wiederholten Reisen in Endemiegebiete auch preisgünstiger, ist die **aktive Immunisierung**. Dazu stehen Impfstoffe verschiedener Hersteller aus kompletten, inaktivierten HAV zur Verfügung. Beide Impfstoffe sind in pädiatrischer Formulierung (0,5 ml mit 50 % Antigengehalt im Vergleich zur Formulierung für Erwachsene) erhältlich für Kinder im Alter von 12 Monaten bis zum vollendeten 17. Lebensjahr (VAQTA K pro infantibus®) bzw. bis zum vollendeten 12. Lebensjahr (Havrix Kinder®). Ab dem 18. bzw. 13. Lebensjahr sind die entsprechenden Erwachsenen-

präparate (1,0 ml Impfdosis) zu verwenden. Havrix ist auch in Kombination mit Hepatitis-B-Impfstoff erhältlich (Twinrix ERWACHSENE® ab dem 16. Lebensjahr bzw. Twinrix KINDER® bis zum vollendeten 15. Lebensjahr).

Die isolierte Hepatitis-A-Impfung erfolgt durch 2 Immunisierungen im Abstand von 6-12 Monaten.

Bei Verwendung des Hepatitis-A/B-Kombinationsimpfstoffes sind wegen des reduzierten Antigengehalts sowie der eingeschränkten Immunogenität der Hepatitis-B-Komponente 3 Impfungen (0-1-6 Monate) notwendig.

In der Schweiz, seit kurzem auch in Deutschland, ist darüber hinaus der Impfstoff Epaxal Berna® erhältlich. Er ist ab dem Alter von 12 Monaten zugelassen. Die Dosis beträgt altersunabhängig 0,5 ml (i.m.). Eine zweite Immunisierung erfolgt nach 1 Jahr.

Die Hepatitis-A-Impfung ist für alle Personen mit erhöhtem Infektionsrisiko bzw. erhöhter Komplikationsgefahr bei natürlicher Infektion indiziert. Dazu gehören:

- Kinder in Heimunterbringung
- Patienten mit chronischen Lebererkrankungen
- Hämophile
- Kontaktpersonen zu Hepatitis-A-Infizierten
- beruflich exponierte Personen

Schon 2 Wochen nach der ersten HAV-Impfung zeigen Kinder, Jugendliche und Erwachsene zu nahezu 100 % eine Serokonversion (anti-HAV-IgG), die in hohem Masse (90-100 %) mit Schutz vor Erkrankung korreliert. Die Boosterimpfung nach 6-12 Monaten führt zur Konsolidierung des Impfschutzes. Die Schutzdauer, berechnet auf der Basis des postvakzinalen Antikörperabfalls, beträgt dann vermutlich mindestens 20 Jahre. Bei Verwendung des Kombinationsimpfstoffes entspricht die Serokonversion gegenüber Hepatitis A etwa der des Einzelimpfstoffes.

Die Verträglichkeit der Hepatitis-A-Impfstoffe ist ausgezeichnet. Lokale Nebenwirkungen treten zwar - wie bei anderen Impfungen auch - häufig auf, sind aber milde ausgeprägt und von kurzer Dauer. Gleiches gilt für die gelegentlichen systemischen Nebenwirkungen wie z.B. Temperaturanstieg.

5.4. Varizellen (Windpocken)

5.4.1. Ätiologie, Pathogenese und Epidemiologie

Auslöser der Windpocken ist das Varicella-Zoster-Virus (VZV). Es handelt sich dabei um ein DNA-Virus aus der Gruppe der alpha-Herpesviren. Die Übertragung erfolgt durch Tröpfcheninfektion aus dem Nasopharynx (Frühphase) bzw. Bläscheninhalt (Exanthemstadium) von Mensch zu Mensch. Die Kontagiosität des VZV ist sehr hoch, Übertragungen finden auch über größere Strecken sehr effizient statt ("Windpocken").

Nach Aufnahme des Virus über die Konjunktiven bzw. den oberen Respirationstrakt findet zunächst eine Virusreplikation in den lokalen Lymphknoten statt, gefolgt von einer ersten, kurzdauernden Virämie. Nach Virusaussaat erneute Replikation in Leber, Milz und möglicherweise anderen Organen. Um den 10. Tag nach Infektion beginnt die Phase der 2. Virämie mit erneuter Aussaat im Nasopharynx, gleichzeitig beginnt die Kontagiosität des Patienten. Wenige Tage später Auftreten des Exanthems. Vermehrungsfähige VZV in den Bläschen tragen ebenfalls zur Virusverbreitung bei. Die Kontagiosität endet einige Tage nach Exanthembeginn, wenn alle Bläschen eingetrocknet sind. Das Virus persistiert lebenslang in den sensorischen Spinalganglien. Eine spätere endogene Reaktivierung des Virus führt zum Bild des Zosters (Gürtelrose). Da die Bläschen erneut vermehrungsfähige Viren enthalten, führt der Kontakt zu Patienten mit Zoster bei nichtimmunen Personen zur primären Varizellenerkrankung.

Das VZV ist weltweit verbreitet. Bei mütterlicher Immunität besteht für Säuglinge ein Nestschutz, der kontinuierlich im Laufe des ersten Lebensjahres abnimmt. Der Erkrankungsgipfel liegt im Kleinkindes- und frühen Schulalter. Die in den letzten Jahrzehnten zunehmend beobachtete unzureichende natürliche Durchseuchung im Kindesalter geht auf die veränderte Familiengröße mit geringerer Ansteckungswahrscheinlichkeit zurück. Dies führte dazu, daß in jüngster Zeit vermehrt Erkrankungen bei Jugendlichen und Erwachsenen beobachtet werden.

Weder Erkrankung noch Tod an Varizellen sind meldepflichtig.

5.4.2. Krankheitsbild und Diagnose

 Krankheitsbild

Nach einer Inkubationszeit von 7-21 (meist 14) Tagen beginnt die Erkrankung mit zahlreichen roten Flecken, in deren Zentrum sich binnen weniger Stunden flüssigkeitsgefüllte, juckende Bläschen bilden (Abb. 5.2).

Gleichzeitig besteht meist mäßiges Fieber. Einige Tage lang bilden sich schubartig neue Bläschen auf der gesamten Haut einschließlich des behaarten Kopfes sowie auf den Schleimhäuten (Mund, Pharynx, Genitale). Jedes Bläschen besteht etwa 3-4 Tage, ehe es eintrocknet, verkrustet und ohne Narben abheilt.

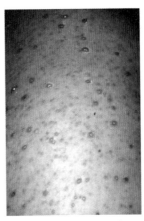

Abb. 5.2: Typisches Varizellenexanthem.

Komplikationen der Varizellen in abnehmender Häufigkeit sind:

- bakterielle Superinfektion der Bläschen (meist *Staph. aureus*)
- Thrombozytopenie
- Cerebellitis
- Pneumonie
- Enzephalitis

Die Komplikationen treten mit zunehmendem Lebensalter deutlich häufiger in Erscheinung. Darüber hinaus sind Patienten mit angeborener oder erworbener Immundefizienz (insbesondere T-Zelldefekte) besonders komplikationsgefährdet. Bei diesen Patienten können fulminante, oft hämorrhagische Varizellen einen lebensbedrohlichen Verlauf nehmen.

Ebenfalls **lebensbedrohlich** sind Varizellen

- für Neugeborene von Müttern, die wenige Tage vor bis wenige Tage nach der Geburt an Varizellen erkranken (transplazentare Übertragung der Viren bei fehlender spezifischer Immunität)
- postnatal erworben bei Frühgeborenen, deren Mütter keine Varizellenimmunität besitzen (fehlender Nestschutz)
- postnatal erworben bei Frühgeborenen < 28. Schwangerschaftswoche, unabhängig von der mütterlichen VZV-Immunität (ineffektiver transplazentarer Nestschutz)

Seit einigen Jahren werden darüber hinaus vermehrt invasive Streptokokken-Infektionen (Sepsis, nekrotisierende Fasziitis, Arthritiden) als Komplikation der Varizellen gesehen.

Eine primäre VZV-Infektion in der Frühschwangerschaft (8.-20 Schwangerschaftswoche) kann zu embryonalen Fehlbildungen führen.

 Diagnose

Die Diagnose der primären VZV-Infektion (Windpocken) wie auch der reaktivierten Infektion (Zoster) läßt sich in den meisten Fällen aufgrund der charakteristischen klinischen Symptomatik stellen. In Zweifelsfällen helfen IgM-Antikörperbestimmung (primäre Infektion) und/oder Virusnachweis aus Bläscheninhalt durch Anzucht oder PCR (primäre und reaktivierte Infektion) weiter.

5.4.3. Therapie

Unkomplizierte Varizellen werden lediglich symptomatisch (juckreizstillende lokale Tinkturen, Antihistaminika, fiebersenkende Maßnahmen) behandelt. Besonders gefährdete Personen (☞ 5.4.2.) sollten möglichst früh nach Exanthemausbruch Aciclovir i.v. erhalten.

5.4.4. Prophylaxe

5.4.4.1. Chemoprophylaxe

Zahlreiche Untersuchungen der letzten Jahre belegen den Erfolg der prophylaktischen Gabe von Aciclovir bei nichtimmunen Personen nach Kontakt zu VZV, wenn der Ausbruch der Erkrankung

verhindert oder der Verlauf mitigiert werden soll. Dazu muß aber der Expositionszeitpunkt bekannt sein, da die Chemoprophylaxe zum Zeitpunkt der zweiten Virämie (ab 7.-9. Tag nach Exposition) beginnen muß und in einer Dosierung von 80 mg/kgKG/d über 7 Tage fortgeführt wird. Vorteil ist, daß auch bei Verhinderung des Ausbruchs der Erkrankung bei den meisten so behandelten Personen die Bildung spezifischer Anti-VZV-Immunglobuline stattfindet. Da die Chemoprophylaxe der Immunprophylaxe in ihrer Wirksamkeit jedoch unterlegen ist, ist sie für Ausnahmefälle vorbehalten.

5.4.4.2. Impfung

Spezifisches Varicella-Zoster-Immunglobulin kann bei einmaliger Gabe spätestens 72-96 Stunden nach Exposition den Ausbruch der Erkrankung verhindern oder aber zumindest den Verlauf der Erkrankung mitigieren. Es stehen Präparate zur i.m. wie auch zur i.v. Gabe zur Verfügung. Die einmalige Dosis beträgt 0,5 ml/kgKG (laut Hersteller 0,2-1,0 ml/kgKG). **VZV-Immunglobulin** ist indiziert zur postexpositionellen Prophylaxe für:

- immunsupprimierte Personen
- Neugeborene, deren Mütter 5 Tage vor bis 2 Tage nach Geburt an Varizellen erkranken
- Frühgeborene von Müttern ohne VZV-Immunität
- Frühgeborene < 28. Schwangerschaftswoche unabhängig von der mütterlichen VZV-Immunität

Klinisch mit Abstand die häufigste Indikation für die Anwendung der teuren VZV-Immunglobuline ist die Situation, daß Kinder mit Malignomen (z.B. Leukämie) unter immunsuppressiver Therapie Kontakt zu einer VZV-infizierten Person haben und selbst über keinen Schutz verfügen.

Die zuverlässigste Prophylaxe der VZV-Infektion ist die **aktive Immunisierung**. Der bekannteste Impfstamm (Oka) wurde Anfang der 70er Jahre in Japan von Takahashi und Mitarbeitern isoliert und durch mehrere Zellpassagen attenuiert. Außer in Japan ist die Vakzine in Europa (Hersteller: Fa. GlaxoSmithKline) und seit wenigen Jahren auch in den USA (Hersteller: Fa. Merck) zugelassen. Die amerikanische Vakzine enthält > 1000 plaquebildende Einheiten, die europäische dagegen > 2000.

Aus herstellungstechnischen Gründen muß die amerikanische Vakzine tiefgefroren gelagert werden, wohingegen die europäische Formulierung bei 2-8 °C aufbewahrt wird. Da es sich um einen Lebendimpfstoff handelt, ist in Anwesenheit maternaler VZV-IgG-Antikörper der Impferfolg fraglich. Deshalb wird die Impfung ab dem 15. Lebensmonat (in Ausnahmefällen schon ab 9 Monaten) durchgeführt. Bis zum Alter von 12 Jahren wird eine einmalige Impfung (0,5 ml, subkutan) empfohlen. Ab dem 13. Geburtstag sind 2 Impfdosen im Abstand von mindestens 6 Wochen indiziert. Untersuchungen haben nämlich gezeigt, daß bei Impfung in der Adoleszenz und im Erwachsenenalter die Serokonversionsrate nach einer Impfung weniger als 90% beträgt.

Die Varizellenimpfung ist laut Empfehlungen der STIKO für folgende VZV-antikörpernegative Personen indiziert:

- Kinder mit Leukämien oder soliden malignen Tumoren*
- Kinder mit schwerer Neurodermitis
- Kinder vor geplanter Immunsuppression (z.B. vor Organtransplantation)
- Geschwister und Eltern aller o.g. Personen
- medizinisches Personal
- Frauen mit Kinderwunsch

*Voraussetzung ist, daß sich die Patienten in klinischer Remission befinden (lt. STIKO mindestens für 12 Monate) sowie in hämatologischer Remission (d.h. >1200 Lymphozyten/µl Blut). Die zytostatische Dauertherapie muß ferner 1 Woche vor bis 1 Woche nach der Immunisierung unterbrochen werden.

Darüber hinaus empfiehlt die STIKO seit Juli 2001 die Varizellenimpfung für alle Jugendlichen im Alter von 12-15 Jahren, die bis dahin anamnestisch nicht an Windpocken erkrankt waren. Die fehlende Varizellenanamnese muß nicht durch eine IgG-Antikörperbestimmung bestätigt werden! Damit soll die Erkrankung im Adoleszenten- oder Erwachsenenalter verhindert werden.

Sollte in der Vergangenheit jedoch aus irgendeinem Grund ein Varizellen-IgG-Nachweis erfolgt sein, so kann auf die Impfung trotz fehlender Anamnese verzichtet werden.

Die **Wirksamkeit** der Vakzine ist gut bis sehr gut und korreliert mit der postvakzinalen Serokonversion (d.h. dem Auftreten von IgG-Antikörpern gegen VZV im Serum). Bei gesunden Impflingen liegt die Schutzrate bei nahezu 100 %, bei den o.g. Risikopatienten ist sie deutlich niedriger (80-90 %). Allerdings kann die Impfung, wenn sie die Erkrankung bei Risikopatienten nicht verhindert, zumindest den Verlauf deutlich abschwächen.

Die **Verträglichkeit** der Varizellenimpfung ist ebenfalls sehr gut. Lokalreaktionen sind selten, ebenso Fieberreaktionen etwa 1 Woche nach der Impfung. In weniger als 5 % geimpfter gesunder Personen können einige Tage nach der Impfung wenige (meist <10) flüssigkeitsgefüllte Bläschen auf der Haut erscheinen. Diese enthalten attenuierte Impfviren, die potentiell übertragbar sind. Hieraus ergibt sich jedoch keine Gefahr für die Umgebung des Impflings (abgeschwächte Viren, geringe Anzahl).

Bei geimpften Leukämiepatienten ist in bis zu 25 % mit kurzfristigen, klinisch mild ausgeprägten "Impfvarizellen" zu rechnen. Diese stellen für den Impfling oder seine Umgebung ebenfalls keine Gefahr dar.

Bei einigen Impflingen ist Monate bis Jahre nach der Varizellenimpfung das Auftreten von Zoster-Exanthemen beschrieben worden. Dabei handelt es sich jedoch nur in einem Teil der Fälle tatsächlich um eine endogene Reaktivierung des Impfvirus. In vielen Fällen findet man in den Läsionen VZV vom Wildtyp (frühere, unerkannte Infektion) oder gar Herpes simplex Viren. Bei immunsupprimierten Impflingen ist jedenfalls Zoster durch Impfviren seltener als Zoster durch Wildviren.

5.5. Frühsommer-Meningo-enzephalitis (FSME)

5.5.1. Ätiologie, Pathogenese und Epidemiologie

Die FSME ist eine durch Zeckenstich übertragene Flavivirus-Infektion. Entsprechend dem Aktivitätsmaximum der Zecken treten die meisten Infektionen in der warmen Jahreszeit auf (nicht nur im Frühsommer!).

Das Virus befindet sich im Speichel infizierter Zecken. Wirte der Zecken sind Kleinsäugetiere des

Waldes, insbesondere Mäuse. Der Mensch ist zufälliger Wirt, wobei sowohl die wenige mm großen Jugendlichen (Nymphen) als auch die adulten Weibchen stechen. Unmittelbar nach dem schmerzlosen und daher oftmals unbemerkten Stich und Beginn des mehrstündigen Saugaktes am Wirt wird das Virus bereits übertragen. Es vermehrt sich zunächst am Infektionsort, ehe es sich über Lymphe und Blut (Virämie) ausbreitet. Auf dem hämatogenen Weg erfolgt bei einem Teil der Infizierten der Befall des ZNS nach Überwinden der Blut-Liquor-Schranke. Nach einigen Wochen wird das Virus wieder eliminiert.

Die FSME ist auf Endemiegebiete in Europa beschränkt (Abb. 5.3). In Deutschland sind dies insbesondere Bayern und Baden-Württemberg (Abb. 5.4).

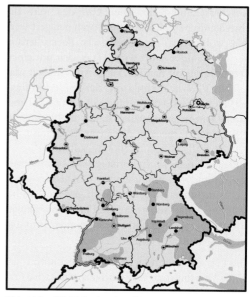

Abb. 5.4: FSME-Endemiegebiete in Deutschland.

Überträger ist hier der Holzbock, Ixodes ricinus. Die Nymphen und adulten Weibchen sind in Bayern zu etwa 1 %, in Baden-Württemberg aber zu etwa 4 % mit FSME-Viren infiziert. In den vergangenen Jahren wurden in Bayern im Durchschnitt etwa 50 FSME-Erkrankungen registriert, in Baden-Württemberg zwischen 100 und 250 Fälle. In der Schweiz waren es bis 1996 auch etwa 50 Erkrankungen pro Jahr, 1997 dagegen mehr als 100. In Österreich, einem Hochrisikoland für FSME-Erkrankungen, sind die gemeldeten Fälle dank landesweiter Impfkampagnen stark rückläufig und betragen seit längerem weniger als 100 pro Jahr.

> Der direkte oder indirekte Nachweis von FSME-Viren ist laut §7 Infektionsschutzgesetz in Deutschland namentlich meldepflichtig!

5.5.2. Krankheitsbild und Diagnose

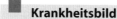
Krankheitsbild

Die Inkubationszeit beträgt 1-2 Wochen. Die Erkrankung verläuft in Stadien. Zu Beginn treten unspezifische Prodromi zusammen mit Fieber auf: Kopfschmerzen, Übelkeit, Gliederschmerzen u.a. (Dauer 4-5 Tage). Bei einem erheblichen Teil der Infizierten (etwa 70 %) bleibt die Infektion asymptomatisch. Bei 10 % der infizierten Personen (Kinder ca. 3-5 %, Erwachsene etwa 20 %) folgt

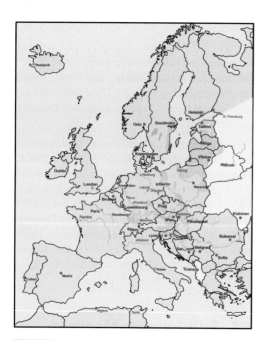

☐   mit FSME- Erkrankungen ist zu rechnen

▨   FSME - Erkrankungen

Abb. 5.3: FSME-Endemiegebiete in Europa.

nach einem freien Intervall von wenigen Tagen die ZNS-Beteiligung.

Kommt es zur ZNS-Beteiligung, so äußert sich diese in einer

- Meningitis (45 %)
- Meningoenzephalitis (45 %)
- Meningomyelitis/-enzephalomyelitis (10 %)

Die Meningitis unterscheidet sich nicht von anderen Meningitiden viraler Genese. Die Meningoenzephalitis (mit Hirnnervenlähmungen und Bewußtseinsstörungen) und insbesondere die Meningoenzephalomyelitis (zusätzliche periphere Nervenparesen, z.T. asymmetrisch wie bei einer Poliomyelitis) gehen in 10 % der Patienten mit Residualschäden einher. Die Letalität beträgt 1-2 %. Von diesen Komplikationen sind Erwachsene jedoch wesentlich häufiger betroffen als Kinder.

 Diagnose

Die Diagnose einer FSME beruht auf dem Nachweis spezifischer IgG- und/oder IgM-Antikörper in Serum und/oder Liquor. In Zweifelsfällen kann die Virusisolierung aus dem Liquor versucht werden.

5.5.3. Therapie

Eine spezifische antivirale Therapie steht nicht zur Verfügung. Die Behandlung beschränkt sich daher wie bei anderen viralen ZNS-Infektionen auf symptomatische Maßnahmen wie Bettruhe, Abschirmung und bei Paresen spätere krankengymnastische Therapie.

5.5.4. Prophylaxe

Die Expositionsprophylaxe - langärmelige Kleidung, geschlossene Schuhe etc. bei Aufenthalt in Zeckenbiotopen (Waldrand, Parks, Gärten) in Endemiegebieten - ist zwar empfehlenswert, aber insbesondere im Kindesalter unpraktikabel und zudem unzuverlässig. Das abendliche Absuchen des Körpers nach saugenden Zecken ist sinnvoll, weil dadurch die Gefahr einer *Borrelia burgdorferi*-Infektion, die ebenfalls durch Ixodes ricinus übertragen wird, gemindert wird. Auf die Übertragung des FSME-Virus hat sie jedoch keinen Einfluß, weil die Viren im Gegensatz zu *B. burgdorferi* bereits in den ersten Minuten nach dem Stich übertragen werden.

5.5.4.1. Chemoprophylaxe

Eine effektive Chemoprophylaxe der FSME steht nicht zur Verfügung.

5.5.4.2. Impfung

Die passive Immunisierung ist grundsätzlich möglich. Sie kann präexpositionell oder postexpositionell erfolgen.

Die **präexpositionelle passive Immunisierung**, d.h. vor Eintritt in ein FSME-Endemiegebiet, wird in einer einmaligen Dosis von 0,05 ml/kgKG i.m. appliziert. Die Wirkung tritt praktisch sofort ein und hält für 4 Wochen an. Die Schutzrate beträgt jedoch lediglich etwa 70 %.

Die **postexpositionelle passive Immunisierung** kann erwogen werden, wenn eine nicht aktiv oder präexpositionell passiv geimpfte Person in einem FSME-Endemiegebiet einen Zeckenstich erleidet. Sie muß innerhalb von 96 Stunden erfolgen. Die Dosis beträgt 0,2 ml/kgKG i.m.. Beträgt die errechnete Gesamtdosis mehr als 5 ml, so sollte die Injektion auf verschiedene Injektionsorte aufgeteilt werden. Auch hier ist die Schutzrate deutlich geringer als nach aktiver Immunisierung.

In den Jahren 1994 und 1995 fiel auf, daß Kinder und Jugendliche bis zum Alter von 14 Jahren nach Erhalt einer postexpositionellen Immunprophylaxe an FSME mit besonders schweren Verläufen erkrankten. Daraufhin wurde in Deutschland, später auch in Österreich und der Schweiz, die Zulassung für die postexpositionelle Immunglobulingabe für Kinder bis zum Alter von 14 Jahren zurückgenommen!

Erste Versuche zur Entwicklung einer **aktiven Impfung** gegen FSME (europäischer Typ) reichen in die 60er Jahre zurück. Die heute verwendeten Vakzinen werden nach der Methode von Kunz (Wien) und Keppie (Porton Down) in Hühnerembryonalzellen hergestellt. Sie sind hochgereinigt und bestehen aus inaktivierten FSME-Viren.

Für die in Deutschland, Österreich und der Schweiz zugelassenen FSME-Impfstoffe sind folgende Impfschemata empfohlen:

| 1. FSME-IMMUN® (Einzeldosis: 0,5 ml i.m.)* ||
Teilimpfung	Zeitpunkt
1	Beginn
2	2 Wochen - 3 Monate später
3	9-12 Monate nach der 2. Impfung
4	3-5 Jahre nach der 3. Impfung
5	3-5 Jahre nach der 4. Impfung etc.

* zurzeit nur in Österreich und der Schweiz erhältlich

| 2. Encepur® ||
Teilimpfung	Zeitpunkt
1	Beginn
2	1-3 Monate später
3	9-12 Monate nach der 2. Impfung
4	3-5 Jahre nach der 3. Impfung
5	3-5 Jahre nach der 4. Impfung etc.

Schutz vor FSME besteht ab wenigen Tagen nach der 2. Impfung. Deshalb sollte die Grundimmunisierung im Herbst oder Winter begonnen werden, damit zum darauffolgenden Frühjahr Schutz besteht.

Für Encepur® gibt es alternativ ein Schnellimmunisierungsschema:

Teilimpfung	Zeitpunkt
1	Beginn
2	7 Tage später
3	14 Tage nach der 2. Impfung
4	1 Jahr nach der 3. Impfung
5	3-5 Jahre nach der 4. Impfung etc.

Hierbei besteht Schutz vor FSME ab 14 Tagen nach der 2. Impfung.

In den vergangenen Jahren gab es verschiedene Probleme mit den handelsüblichen FSME-Impfstoffen. Vor einigen Jahren musste ein Produkt in seiner Formulierung für Kinder (Encepur K®) mit halber Antigenmenge vom Markt genommen werden, nachdem allergische Reaktionen auf Gelatine als Impfstoffbestandteil auftraten. Der

Impfstoff ist derzeit weiterhin nicht verfügbar (Stand April 2000).

Das Herstellungsverfahren für FSME-IMMUN® wurde 1998 (Verzicht auf Thiomersal als Konservierungsmittel) und erneut im Jahr 2000 (Entfernen von Humanalbumin als Stabilisator) verändert. Der jetzt "TicoVac®" genannte Impfstoff der Fa. Baxter zeigte daraufhin leider eine Zunahme der Nebenwirkungsrate, insbesondere bei der erstmaligen Applikation (hohes Fieber, Allgemeinbeschwerden). In Absprache mit den europäischen Zulassungsbehörden und dem deutschen Paul-Ehrlich Institut erfolgte daraufhin die Empfehlung zur Halbierung der Impfstoffmenge bei erstmaligen Impfungen bis zum 15. Geburtstag. Auch wurde die Indikation auf Personen ab dem Alter von 3 Jahren mit Aufenthalt in den sogenannten Hochrisikogebieten Deutschlands (bzw. im benachbarten Ausland, z.B. Österreich) begrenzt: in Baden-Württemberg der Ortenaukreis, die Landkreise Breisgau-Hochschwarzwald, Calw, Emmendingen, Rottweil, der Stadtkreis Freiburg im Breisgau und der Landkreis Konstanz sowie in Bayern der Landkreis Passau.

Im März 2001 folgte dann der vollständige Rückzug von TicoVac® vom Markt in Deutschland. Encepur® ist weiterhin erst ab dem Alter von 12 Jahren zugelassen, so daß für Kinder unter 12 Jahren in Deutschland zur Zeit kein FSME-Impfstoff erhältlich ist. In Österreich und der Schweiz ist dagegen weiterhin das ursprüngliche Produkt FSME-IMMUN® verfügbar und kann auch bei Kindern verwendet werden.

In seltenen Fällen werden nach FSME-Impfung beobachtet:

- periphere Neuritiden
- Guillain-Barré-Syndrom
- andere Erkrankungen des ZNS

Hierbei ist aufgrund der Seltenheit der Ereignisse eher von einer Koinzidenz als von einer ursächlichen Verknüpfung auszugehen.

Akute Infektionen sowie Allergien gegen Vakzinebestandteile (einschließlich Hühnereiweiß) stellen eine Kontraindikation für die Impfung dar. Bei Schwangeren bestehen keine ausreichenden Erfahrungen, so daß die Indikation zur Impfung streng gestellt werden muß.

5.6. Pneumokokken-Erkrankungen

5.6.1. Ätiologie, Pathogenese und Epidemiologie

Pneumokokken (= *Streptococcus pneumoniae*) sind Gram-positive Diplokokken. Sie besitzen eine Polysaccharidkapsel, deren antigenen Unterschiede eine Unterteilung in mehr als 90 Serotypen erlaubt. Die Übertragung erfolgt durch Tröpfcheninfektion von Mensch zu Mensch.

Ähnlich wie bei Hib kommt es schon im späten Säuglingsalter zu einer Kolonisierung des Nasopharynx mit Pneumokokken, wobei zu verschiedenen Zeitpunkten individuell unterschiedliche Serotypen nachweisbar sind. Erkrankungen treten meist dann auf, wenn Virusinfektionen des Respirationstraktes den Weg für sekundäre Pneumokokken-Infektionen (Sinusitis, Otitis media, Pneumonie) bahnen. Gelegentlich überwinden Pneumokokken im Rahmen einer Bakteriämie die Blut-Liquorschranke und führen zu einer eitrigen Hirnhautentzündung. Patienten mit Asplenie und bestimmten Immundefekten haben ein stark erhöhtes Risiko für invasive Pneumokokken-Infektionen (☞ 6.2.).

Pneumokokken sind weltweit verbreitet, wobei die Verteilung der Serotypen regionale Unterschiede aufweist. Dies ist für die Entwicklung von Impfstoffen von Bedeutung. So dominieren als Erreger invasiver Infektionen in der westlichen Welt insbesondere die Serotypen 6, 19 und 23. Gemeinsam mit den Serotypen 1, 4, 9, 11, 14, 15 und 18 sind sie für mehr als 85 % der Pneumokokken-Infektionen verantwortlich.

5.6.2. Krankheitsbild und Diagnose

Krankheitsbild

Da Erkrankungen durch Pneumokkoken neben individuellen Dispositionsfaktoren eine Besiedelung mit dem entsprechenden Serotyp erfordern, ist der genaue Infektionszeitpunkt und damit die Inkubationszeit nicht bestimmbar. Die bedeutsamsten Erkrankungen sind:

- Otitis media
- Sinusitis
- (Lobär-)Pneumonie
- Febrile Bakteriämien
- eitrige Meningitis

Bei den eitrigen Meningitiden sind Pneumokokken neben Meningokokken mit weitem Abstand die häufigsten Erreger. Vorwiegend betroffen sind Säuglinge und Kleinkinder.

Ferner sind Pneumokokken neben unbekapselten *Haemophilus influenzae* die häufigsten Erreger der Otitis media. Der Altersgipfel liegt im späten Säuglings- und frühen Kleinkindesalter. Die Letalität beträgt etwa 5 %. Bei 25 % der Überlebenden ist mit Restschäden (Verlust des Hörvermögens, ZNS-Schäden) zu rechnen.

Die Lobärpneumonie ist die klassische Form der Lungenentzündung durch Pneumokokken. Sie geht mit Fieber, Husten und starkem Krankheitsgefühl einher.

> Bei Unterlappenpneumonien im Kindesalter werden als Leitsymptom oft Bauchschmerzen angegeben!

Diagnose

Die Erregerdiagnose einer Otitis media oder Pneumonie ist nicht einfach, da Untersuchungsmaterial nur durch invasive Maßnahmen zu gewinnen ist. Gelegentlich ist bei Pneumonien der Erreger in Blutkulturen nachweisbar. Bei der Pneumokokken-Meningitis sind Gramfärbung, Antigen-Nachweis und Kultur des durch Lumbalpunktion gewonnenen Liquor cerebrospinalis diagnosesichernd. Ferner bestehen bei allen Pneumokokken-Infektionen die typischen bakteriellen Infektionszeichen im Blut (Leukozytose, CRP-Erhöhung).

5.6.3. Therapie

Pneumokokken sind gegenwärtig in unseren Regionen in aller Regel Penicillin-empfindlich. Deshalb ist bei invasiven Pneumokokken-Infektionen (z.B. Meningitis) nachwievor die Gabe von Penicillin G (i.v.) in einer Dosierung von bis zu 500.000 IE/kgKG/d möglich. In einigen Ländern - bislang weniger in Deutschland und Österreich, wohl aber in bestimmten Regionen der Schweiz - häufen sich Infektionen durch Penicillin-resistente Pneumokokken. In diesen Fällen muß auf bestimmte Cephalosporine (z.B. Cefotaxim oder Ceftriaxon) oder Glykopeptid-Antibiotika (z.B. Vancomycin) ausgewichen werden. Vancomycin eignet sich auch für Patienten mit Penicillinallergie.

Die begleitende Dexamethasongabe bei eitriger Pneumokokken-Meningitis ist umstritten.

Bei Otitiden ist wegen des schwierigen Erregernachweises das breiter wirksame Amoxicillin (50 mg/kgKG/d p.o.) indiziert. Die antibiotische Therapie einer Pneumonie ist auf der Basis zahlreicher Individualfaktoren festzulegen.

5.6.4. Prophylaxe

5.6.4.1. Chemoprophylaxe

Bei Patienten mit Asplenie oder Immundefekten kann durch konsequente Penicillinprophylaxe das Risiko von invasiven Pneumokokken-Infektionen stark reduziert werden (☞ Kap. 6.2.).

5.6.4.2. Impfung

Nach der zeitgleichen Entdeckung von Pneumokokken durch Pasteur und Sternberg im Jahr 1881 wurden zunächst eine Pneumokokken-Ganzkeimvakzine (Wright, 1911) und später erste Polysaccharid-Vakzinen (Francis und Tillet, 1930) entwickelt. Mit Einführung des Penicillins verloren sie wieder an Bedeutung, ehe Austrian und Gold 1964 auf die anhaltende Morbidität durch Pneumokokken aufmerksam machten. Es folgte die Entwicklung einer 14-valenten Polysaccharid-Vakzine (USA, 1977) und schließlich die der bis heute gebräuchlichen 23-valenten Polysaccharid-Vakzine (USA, 1984). Die darin enthaltenen Polysaccharidantigene stammen von 23 Serotypen, die gemeinsam für mehr als 90 % aller Pneumokokken-Infektionen verantwortlich sind.

Das **Impfschema** für diese Vakzine lautet wie folgt:

- ab dem Alter von 2 Jahren 1 x 0,5 ml i.m.
- Auffrischungen nur bei anhaltend erhöhtem Erkrankungsrisiko für Kinder nach 3-5 Jahren, für Erwachsene nach frühestens 6 Jahren

Die Impfung mit Polysaccharid-Impfstoff ist allgemein empfohlen für alle Personen mit erhöhtem Risiko für Pneumokokken-Erkrankungen. Dazu zählen:

- Personen mit funktioneller oder anatomischer Asplenie (☞ 6.2.)
- Personen mit bestimmten chronischen Erkrankungen (z.B. Herz- oder Atemwegserkrankungen, Diabetes mellitus, Immundefizienz, M. Hodgkin u.a.)
- Personen älter als 60 Jahre

Es gelten die üblichen **Kontraindikationen** wie akute Erkrankungen und allergische Reaktionen auf Impfstoffbestandteile. Ferner muß beachtet werden, daß bei Patienten mit M. Hodgkin und/oder geplanter Splenektomie der Impferfolg größer ist, wenn die Impfung einige Zeit (mindestens 2 Wochen) vor Therapiebeginn bzw. operativem Eingriff appliziert wird.

Die Angaben zur Wirksamkeit der Vakzine schwanken erheblich und liegen für

- Otitiden im Bereich von etwa 50-70 %
- für invasive Infektionen in einer Größenordnung von etwa 60-90 %

Ein serologisches Korrelat für Schutz vor Pneumokokken-Erkrankungen ist nicht bekannt.

Die Verträglichkeit der Impfung ist gut. Vorübergehende, mild ausgeprägte Lokalreaktionen sind häufig, systemische Nebenwirkungen wie z.B. Fieber dagegen selten. Finden Auffrischungen in kürzeren Abständen als oben angegeben statt, so muß mit erheblichen Lokalreaktionen (Rötung, Schwellung, Schmerzen) gerechnet werden.

Wie bei den meisten Indikationsimpfungen ist die Durchimpfungsrate in den angeführten Risikogruppen unzureichend.

Da Polysaccharidvakzinen in den ersten beiden Lebensjahren keine ausreichende Immunogenität besitzen, wurden nach dem gleichen Prinzip wie bei Hib Polysaccharid-Protein-Konjugatvakzinen gegen Pneumokokken entwickelt und klinisch geprüft. Während aber invasive *Haemophilus influenzae* Infektionen fast ausschließlich durch einen Serotyp (b) hervorgerufen werden, ist die Situation bei Pneumokokken-Infektionen aufgrund der Vielzahl verschiedener Serotypen wesentlich komplexer. Es muß nämlich für jeden einzelnen Serotypen, gegen den Schutz erzielt werden soll, ein Polysaccharid-Proteinkonjugat entwickelt werden. Versuche haben gezeigt, daß nur eine begrenzte Anzahl von diesen Konjugaten gleichzeitig appliziert werden kann, wenn ein optimales "Priming" gegen alle in der Vakzine enthaltenen Serotypen erreicht werden soll. Die meisten experimentellen Pneumokokken-Konjugatvakzinen enthalten deshalb 7-11 verschiedene Polysaccharidantigene.

In ersten, sehr umfangreichen Wirksamkeitsstudien wurde ein 7-valenter Pneumokokken-Konjugatimpfstoff der Firma Wyeth-Lederle (Prevenar®) auf seine Wirksamkeit hin überprüft. In Kalifornien erhielten 37.868 Säuglinge im Alter von 2, 4, 6 und 12-15 Monaten doppelblind und 1:1 randomisiert entweder Prevenar® oder einen ebenfalls neuen Meningokokken-Gruppe C Konjugatimpfstoff (Kontrollgruppe). In der Nachbeobachtungszeit ergab sich für die komplett (4 Dosen) geimpften Kinder eine Schutzwirkung von 97 % (95 % Vertrauensbereich: 80-98) gegenüber invasiven Infektionen mit in der Vakzine enthaltenen Pneumokokken-Serotypen (4, 6B, 9V, 14, 18C, 19F, 23F). Gegenüber **allen** invasiven Pneumokokkeninfektionen betrug die Wirksamkeit 89 % (74-96). Unter Berücksichtigung aller Infektionen ab der ersten Impfdosis ("intent-to-treat Analyse") betrug die Schutzrate gegenüber Vakzineserotypen 94 % (80-98). Eine Zunahme an invasiven Infektionen durch nicht in der Vakzine enthaltene Pneumokokken-Serotypen war erfreulicherweise **nicht** zu verzeichnen. Als Nebenergebnis war darüber hinaus bei den gegen Pneumokokken geimpften Studienkindern ein Rückgang von Otitis media Erkrankungen von insgesamt 7 % zu verzeichnen.

In einer spezifisch dafür angelegten Wirksamkeitsstudie in Finnland konnte die Wirksamkeit dieses 7-valenten Pneumokokken-Konjugatimpstoffes gegen Otitis media nachgewiesen werden. Insgesamt 1662 Säuglinge erhielten im Alter von 2, 4, 6 und 12 Monaten doppelblind und 1:1 randomisiert entweder Prevenar® oder einen Hepatitis B-Impfstoff. In der Nachbeobachtungszeit (2 Wochen nach der 3. Impfung bis zum Alter von 2 Jahren) wurde bei klinischem Verdacht auf Otitis media ein Erregernachweis aus dem Mittelohr mittels Tympanozentese durchgeführt. Es zeigten sich folgende Ergebnisse:

- Insgesamt erlitten die gegen Pneumokokken geimpften Kinder 7 % (-5-17) weniger Otitiden als die der Kontrollgruppe

- Die Wirksamkeit gegenüber allen Pneumokokken-Serotypen betrug 34 % (21-45), gegen Vakzineserotypen betrug die Schutzrate 57 % (44-67). Interessanterweise war auch eine Schutzwirkung gegen mit Vakzineserotypen kreuzreagierenden Pneumokokken (6A, 9N, 18B, 19A und 23A) von 51 % (27-67) zu verzeichnen

Vorausgehende Beobachtungen, daß bei geimpften Kindern im Nasopharynx eliminierte Pneumokokken vom Vakzinetyp reduziert werden, gleichzeitig aber die nicht in der Vakzine enthaltene Serotypen häufiger nachweisbar werden, fanden in dieser Studie eine weitergehende Bestätigung: Otitis media Erkrankungen mit diesen Pneumokokken nahmen um 33 % (-1-80) zu. In der Summe wird dieser Nachteil jedoch durch die Abnahme der Erkrankungen durch Vakzine-Serotypen mehr als ausgeglichen, wie der Gesamtrückgang um 7 % belegt.

Ein weiteres, sehr wichtiges Ergebnis war die Beobachtung, daß die postvakzinal gemessenen typenspezifischen Serumantikörper nicht mit der klinischen Schutzrate vor Otitis media Erkrankungen korrelierten. Im Hinblick auf zukünftige Studien mit multivalenten Pneumokokkenvakzinen bedeutet dies, daß die zu erwartende Schutzrate gegenüber Otitis media leider **nicht** ohne weiteres durch serologische Korrelate ermittelt werden kann, sondern wiederum aufwendige klinische Nachbeobachtungen wie in der finnischen Studie erfordert.

Als vorläufiges Fazit lässt sich festhalten: Die 7-valente Pneumokokken-Konjugatvakzine schützt eindrucksvoll vor invasiven Infektionen. Dies ist bedeutsam im Hinblick auf die erhebliche Morbidität und Mortalität dieser Infektionen. Ferner handelt es sich bei den im Impfstoff enthaltenen Serotypen um diejenigen, die am häufigsten Infektionen verursachen (nicht nur invasiver Art) und im Laufe der letzten Jahre in einigen Ländern in hohem Masse Antibiotikaresistenz erworben haben. Sie sind, mit regionaler Variabilität, für etwa 50-90 % aller Pneumokokkeninfektioen verantwortlich.

Inwieweit die in Finnland beobachtete relative Zunahme von Otitis media Erkrankungen durch nicht im Impfstoff enthaltene Serotypen bei breiter Anwendung des Impfstoffes an klinischer Bedeutung gewinnen wird, muß sich zeigen. Dies sollte aber nach Ansicht der meisten Experten nicht dazu führen, den Einsatz dieser potentiell lebensrettenden Vakzine zu verzögern.

In den USA ist dieser Pneumokokken-Konjugatimpfstoff seit dem Jahr 2000 verfügbar und wird von der *American Academy of Pediatrics* wie folgt empfohlen:

Als Routineimpfung

- für **alle** Säuglinge und Kleinkinder bis zum Alter von 2 Jahren (4 Dosen im Alter von 2, 4, 6 und 12-15 Monaten; 2 Dosen im Abstand von 6-8 Wochen und eine 3. im Alter von 12-15 Monaten bei Impfbeginn im Alter von 7-11 Monaten; 2 Dosen im Abstand von 6-8 Wochen bei Impfbeginn im Alter von 12-23 Monaten)

Als Indikationsimpfung

- für Kinder im Alter von 2 bis 6 Jahren mit hohem Infektionsrisiko, wie z.B. Asplenie bzw. Splenektomie, HIV-positiv (2 Dosen im Abstand von 6-8 Wochen, gefolgt von 1 Dosis des konventionellen 23-valenten Polysaccharidimpfstoffes nach weiteren 6-8 Wochen und nach 3-5 Jahren)

- für Kinder mit relativ hohem Infektionsrisiko, d.h. alle Kinder im 3. Lebensjahr und Kinder im Alter von 3-5 Jahren mit regelmässiger Unterbringung in Gemeinschaftseinrichtungen wie Kindergärten (1 Dosis, alternativ 1 Dosis des 23-valenten Polysaccharidimpfstoffes)

In der Schweiz wurde Prevenar® Ende 2000 für Kinder bis zum Alter von 5 Jahren, in der Europäischen Union für Kinder bis zum Alter von 2 Jahren Anfang 2001 zugelassen. Die STIKO hat im Juli 2001 dazu folgende Empfehlung formuliert:

Der konjugierte Pneumokokken-Impfstoff ist für Kinder mit erhöhter gesundheitlicher Gefährdung ab dem vollendeten 2. Lebensmonat bis zum vollendeten 2. Lebensjahr indiziert. Diese Empfehlung umfasst:

- Kinder mit angeborenen oder erworbenen Immundefekten, wie zum Beispiel Hypogammaglobulinämie, Komplement- und Properdindefekte, funktionelle oder anatomische Asplenie, Sichelzellanämie, Krankheiten der blutbildenden Organe, neoplastische Krankheiten, HIV-Infektion, Zustand nach Knochenmarkstransplantation

- Kinder mit chronischen Krankheiten, wie z.B. Herz-Kreislauf-Krankheiten, Krankheiten der Atmungsorgane, Diabetes mellitus oder andere Stoffwechselkrankheiten, Niereninsuffizienz, nephrotisches Syndrom, Liquorfistel

- Kinder vor Organtransplantation und vor Beginn einer immunsuppressiven Therapie

- Alle Frühgeborenen (<38 Wochen) sowie - unabhängig von der Schwangerschaftsdauer - Kinder mit einem Geburtsgewicht von <2500g, und Säuglinge und Kinder mit Gedeihstörungen oder neurologischen Krankheiten (z.B. Zerebralparesen, Anfallsleiden)

> Das Impfschema lautet wie folgt:
> - Säuglinge bis zum vollendeten 6. Lebensmonat erhalten 3 Dosen im Abstand von jeweils 1 Monat, sowie eine 4. Impfung im 2. Lebensjahr
> - Säuglinge im Alter von 7-11 Monaten erhalten 2 Impfungen im Abstand von 1 Monat, sowie eine 3. Impfung im 2. Lebensjahr
> - Kinder im Alter von 12-23 Monaten erhalten 2 Impfungen im Abstand von 2 Monaten

Darüber hinaus sollten diese Kinder im 3. Lebensjahr (mindestens 2 Monate nach der letzten Impfung mit Konjugatimpfstoff) eine Dosis Pneumokokkenpolysaccharid-Impfstoff erhalten.

Es ist zu erwarten, daß die momentane Beschränkung der Impfindikation auf Risikogruppen auf längere Sicht durch eine generelle Impfempfehlung (Beginn im Säuglingsalter) abgelöst wird.

In Anbetracht der typenspezifischen Wirksamkeit der Konjugatvakzinen basierend auf Pneumokokken-Kapselpolysaccharid sind weitere Impfstoffentwicklungen im Gange. Sie haben zum Ziel, typenunabhängige protektive Antigene zu identifizieren, die im Idealfall einen universellen Schutz gegen jegliche Pneumokokkeninfektion induzieren. Hoffnungen beruhen dabei auf Zellmembranproteinen, wie z.B. Pneumolysin, oder Cholinbindenden Proteinen wie PspA, PsaA, lytA, oder CbpA. Erste Immunogenitätsstudien sind vielversprechend verlaufen.

5.7. Meningokokken-Erkrankungen

5.7.1. Ätiologie, Pathogenese und Epidemiologie

Meningokokken (= *Neisseria meningitidis*) sind Gram-negative Diplokokken, die sich semmelförmig aneinanderlagern. Beruhend auf Antigenunterschieden der Polysaccharidkapsel unterscheidet man 13 Serogruppen (A, B, C, Y, W 135 u.a.). Sie lassen sich aufgrund von Membranproteinen der äußeren Zellwand wiederum in Serotypen und Serosubtypen (z.B. B 15 P1.6) unterscheiden. Innerhalb einer Serogruppe besteht eine hohe Kreuzimmunität.

Etwa 10 % der Bevölkerung, zu Epidemiezeiten auch mehr, sind asymptomatische Träger von Meningokokken im Nasopharynx. Die Übertragung erfolgt durch Tröpfcheninfektion von Mensch zu Mensch. Neben dem asymptomatischen Trägertum werden Meningokokken für lokale Infektionen im Nasenrachenraum verantwortlich gemacht. Vereinzelt (Inzidenz etwa 2/100.000 Bevölkerung/Jahr), insbesondere bei gleichzeitiger Virusinfektion, überwinden Meningokokken die Mukosabarriere und verursachen invasive Infektionen (Sepsis, eitrige Meningitis). Besonders davon betroffen sind Säuglinge, Kleinkinder und Jugendliche sowie Erwachsene in beengten Wohnverhältnissen (z.B. Militär, Wohnheime u.ä.). Patienten mit Asplenie und bestimmten Immundefekten (Komplementdefekte, A- oder Hypogammaglobulinämie) haben ein stark erhöhtes Risiko für invasive Meningokokken-Infektionen (☞ Kap. 6.2.).

Meningokokken sind weltweit verbreitet, wobei die Verteilung der Serogruppen erhebliche regionale Unterschiede aufweist. So prädominieren im sogenannten "Meningitisgürtel" Afrikas (Subsahara zwischen Senegal und Äthiopien mit Epidemien in der Trockenzeit von Dezember bis Juni) und in Südamerika Infektionen der Gruppe A, während in den USA und Europa fast ausschließlich Infektionen der Gruppe B (ca. 70 %) und C (ca. 30 %) auftreten. Dabei zeigt sich im Säuglingsalter ein starkes Überwiegen der Infektionen der Gruppe B, während bei Jugendlichen und jungen Erwachsenen überdurchschnittlich häufig Infektionen durch Serogruppe C verursacht werden.

Allgemein zeigen europaweit Infektionen der Gruppe C in den letzten Jahren eine anhaltende Zunahmetendenz und sind in einigen Ländern (z.B. Tschechien, Schweiz) mittlerweile häufiger als die durch Meningokokken der Gruppe B.

> Krankheitsverdacht, Erkrankung und Tod an Meningokokken-Meningitis oder –Sepsis sind laut §6 Infektionsschutzgesetz in Deutschland namentlich meldepflichtig.

5.7.2. Krankheitsbild und Diagnose

 Krankheitsbild

Invasive Erkrankungen beginnen meist akut bis hyperakut mit

- hohem Fieber
- starkem Krankheitsgefühl
- petechialen Hautblutungen (Sepsis) und/oder
- Nackensteifigkeit (Meningitis)

Die primär septische Verlaufsform mündet häufig in einer disseminierten intravasalen Gerinnung mit Nebennierenrinden- und später Multiorganversagen mit einer Letalität von etwa 20 %. Die meningitische Verlaufsform zeigt eine Letalität von etwa 10 % und eine hohe Rate (30 %) an Defektheilungen des ZNS.

 Diagnose

Neben den klassischen bakteriellen Entzündungszeichen (Leukozytose mit Linksverschiebung, CRP-Erhöhung) ist der direkte Erregernachweis aus Blutkultur, Liquor und ggf. Nasenrachenabstrich diagnosesichernd. Ferner kann ein schnelles Ergebnis durch Gramfärbung (Liquor) oder Antigennachweis (Latextest) erzielt werden.

5.7.3. Therapie

Die rasche antibiotische Behandlung ist für die Prognose des Patienten entscheidend. Medikament der 1. Wahl ist hochdosiertes Penicillin G (bis zu 500.000 IE/kgKG/d i.v.). Bei zunächst unbekanntem Erreger werden eitrige Meningitiden jenseits des Neugeborenenalters üblicherweise mit einem 3. Generations-Cephalosporin (z.B. Cefotaxim, Ceftriaxon) behandelt. Die begleitende Dexamethasongabe ist umstritten.

5.7.4. Prophylaxe

5.7.4.1. Chemoprophylaxe

Für Kontaktpersonen in der näheren Umgebung des Erkrankten (= Indexfall) besteht ein stark erhöhtes Meningokokken-Erkrankungsrisiko. Deshalb sollten alle Kontaktpersonen (ausgenommen schwangere Frauen, welche einmalig mit 250 mg Ceftriaxon i.v. oder i.m. behandelt werden) 4 Dosen Rifampicin zu je 10 mg/kgKG p.o. im Abstand von jeweils 12 Stunden erhalten. Dieses Schema unterscheidet sich somit von dem zur Chemoprophylaxe bei Hib-Meningitiden (☞ Kap. 4.5.4.1.).

5.7.4.2. Impfung

Erste Impfstoffe gegen Meningokokken wurden in den 40er Jahren (Ganzkeimvakzinen) entwickelt, wegen der zeitgleichen Verfügbarkeit der ersten Antibiotika (Sulfonamide, Penicillin) fanden sie aber wenig Beachtung.

Nachdem in den 60er Jahren erste Sulfonamidresistente Meningokokken auftraten, fand die Impfstoffentwicklung neues Interesse. Zwischenzeitlich hatte man die Kapselpolysaccharide als einen wesentlichen Virulenzfaktor der Meningokokken identifiziert und konnte Polysaccharidimpfstoffe bestehend aus den Serogruppen A und C, später auch Y und W 135, entwickeln. Während das Polysaccharid der Gruppe A schon im Säuglingsalter immunogenen Charakter aufweist, findet eine nennenswerte Antikörperbildung gegen Gruppe C erst ab dem Alter von 18 Monaten statt.

Deshalb wird die Impfung mit den heute verfügbaren Polysaccharid-Impfstoffen gegen Meningokokken (A und C bzw. A, C, Y und W 135) in erster Linie ab dem Alter von 2 Jahren empfohlen.

Geimpft werden sollten Personen

- die einem erhöhten Risiko gegenüber Infektionen mit den in der Vakzine enthaltenen Serogruppen ausgesetzt sind (Reisende in Endemiegebiete bzw. Personen, die sich in einem Endemiegebiet aufhalten)

- enge Kontaktpersonen von Indexpatienten mit Meningokokken-Meningitis durch eine der in der Vakzine enthaltenen Serogruppen

- Schüler und Studenten vor Langzeit-Aufenthalten in Ländern mit allgemein empfohlener Impfung für diese Altersgruppen (z.B. USA, Kanada)

- Gefährdetes Laborpersonal

In besonderen Situationen (z.B. vor einer unvermeidbaren Auslandsreise in ein Epidemiegebiet) kann die Impfung schon im 3. Lebensmonat appliziert werden. Allerdings ist bei späteren erneuten Impfungen mit einer eingeschränkten Immunantwort gegen Serogruppe C (nicht aber A) zu rechnen.

Schutz besteht etwa 7 Tage nach einer Impfung (0,5 ml s.c.) und korreliert relativ gut mit spezifischen bakteriziden Serumantikörpern in einer Höhe von etwa 1-2µg/ml. Bei Kindern hält der Impfschutz zuverlässig für etwa 2 Jahre, bei Erwachsenen für 3-5 Jahre an. Danach ist bei anhaltend erhöhtem Erkrankungsrisiko eine Auffrischungsimpfung indiziert.

Die Verträglichkeit der Vakzinen ist gut. Es gelten die üblichen Kontraindikationen (akute Erkrankungen, Allergie gegen Impfstoffbestandteile).

Die Wirksamkeit der Polysaccharidvakzinen gegenüber invasiven Meningokokken-Infektionen der Gruppen A und C beträgt ab dem Alter von 2 Jahren etwa 85-95 %. Für die Gruppen Y und W 135 ist sie nicht bekannt.

Problematisch war und ist bis heute, daß das Polysaccharid der Serogruppe B nicht immunogen ist, was bislang die Entwicklung einer B-Meningokokkenvakzine verhindert hat. Die wahrscheinlichste Ursache ist die starke antigene Verwandtschaft zu einem Bestandteil von Gehirnzellen, der N-Acetyl-Neuraminsäure, welche vermutlich eine Immuntoleranz gegen dieses Antigen bewirkt.

Mit der gleichen Überlegung wie bei Hib und Pneumokokken, nämlich die unzureichende Immunogenität der Polysaccharid-Vakzine vor dem Alter von 2 Jahren zu umgehen, ist es gegenwärtig ein hochrangiges Ziel der Impfstoffhersteller, die verschiedenen Kapselpolysaccharide von Meningokokken an Proteine zu konjugieren. Dadurch läßt sich eine T-zell-abhängige Immunantwort beim Impfling induzieren, die bereits im frühen Säuglingsalter effektiv ist. Am weitesten fortgeschritten sind Polysaccharid-Proteinkonjugate der Serogruppe A und insbesondere C.

In der Europäischen Union mittlerweile zugelassen sind Meningokokken-Gruppe C-Konjugatimpfstoffe unter Verwendung des avirulenten Diphtherietoxoids CRM197 als Trägerprotein (Meningitec® bzw. Menjugate®). Ein weiteres Produkt unter Verwendung von Tetanustoxoid als Trägerprotein (NeisVac®) ist im Zulassungsverfahren. Meningitec® ist auch in der Schweiz bereits erhältlich.

Zahlreiche Studienergebnisse belegen eindrucksvoll die hervorragende Immunogenität dieser Konjugatimpfstoffe. Die mit Schutz vor Infektion korrelierenden bakteriziden postvakzinalen Antikörper sind bei Kleinkindern 10-100fach höher als nach Impfung mit konventionellen Polysaccharidvakzinen. Die Verträglichkeit ist sehr gut und entspricht der der üblichen Routineimpfungen mit Totimpfstoffen in den ersten Lebensjahren. Für Säuglinge ab dem Alter von 2 Monaten werden 3 Impfungen im Abstand von jeweils mindestens 1 Monat empfohlen. Schon nach der 2. Impfung lassen sich bei mehr als 90 % der Impflinge die schützenden Antikörper im Serum nachweisen. Bei Kindern älter als 1 Jahr und Jugendlichen genügt eine Impfdosis.

In den Jahren 1999 und 2000 wurden in Grossbritannien in Anbetracht der seit 1995 kontinuierlich zunehmenden invasiven Infektionen Millionen von Säuglingen, Kindern und Jugendliche mit Meningokokken-Gruppe C-Konjugatimpfstoffen (überwiegend Meningitec®) geimpft. Als unmittelbare Folge dieser Massenimpfkampagne war ein ausgeprägter Rückgang invasiver Gruppe C-Infektionen zu verzeichnen, ohne daß dies bislang zu einer Zunahme von Infektionen durch andere Meningokokken Serogruppen geführt hätte. Diese Beobachtung ist ein indirekter, jedoch sehr überzeugender Beleg für die Effektivität dieser neuen Impfstoffe. Auch in der Schweiz, wo seit dem Jahr

2000 erstmals mehr invasive Infektionen durch Gruppe C als Gruppe B gemeldet wurden, bestehen regional mittlerweile Erfahrungen mit Meningitec®. Für eine Beurteilung des Einflusses der Impfung auf die dortige Epidemiologie ist es jedoch noch zu früh.

Die STIKO empfiehlt seit Juli 2001 die Gabe eines konjugierten Meningokokken-Gruppe C-Konjugatimpfstoffs (i.d.R. 3 Dosen bei Impfbeginn im ersten Lebensjahr, eine Einzeldosis bei erstmaliger Impfung nach dem 1. Geburtstag) bei Kindern unter 2 Jahren, mit folgender Indikation (=gesundheitliche Gefährdung):

- Vorliegen eines Immundefekts (insbesondere Komplement- oder Properdindefekt)
- Hypogammaglobulinämie
- Asplenie

Diese Personen sollten darüber hinaus nach dem vollendeten 2. Lebensjahr (frühestens 6 Monate nach der letzten Konjugatimpfung) eine Impfung mit dem 4-valenten Polysaccharidimpfstoff erhalten.

Personen mit gesundheitlicher Gefährdung, die älter als 2 Jahre sind, sollten ebenfalls eine Einzeldosis des Konjugatimpfstoffes erhalten, gefolgt von einer Dosis des 4-valenten Polysaccharidimpfstoff 6-12 Monate später. Die vorausgehende Impfung mit dem Konjugatimpfstoff induziert ein optimales "Priming" für die Serogruppe C, gefolgt von einer ausgeprägten Boosterreaktion durch den Polysaccharidimpfstoff.

In Abhängigkeit von der weiteren epidemiologischen Entwicklung der invasiven Meningokokken-Infektionen in den verschiedenen Ländern Europas wird zukünftig die Indikation für diese Konjugatimpfstoffe wahrscheinlich unterschiedlich diskutiert werden.

5.8. Typhus

5.8.1. Ätiologie, Pathogenese und Epidemiologie

Typhus ist eine akute bakterielle Infektionskrankheit, die durch *Salmonella typhi* (ca. 90 %) bzw. *Salmonella paratyphi* A und B (ca. 10 %) hervorgerufen wird. Dabei handelt es sich um peritrich begeißelte Gram-negative Stäbchen, die von seltenen

Ausnahmen abgesehen (*S. paratyphi*) ausschließlich humanpathogen sind. Die Übertragung erfolgt von Mensch zu Mensch infolge einer fäkal-oralen Schmierinfektion (meist in Familien) oder über kontaminierte Lebensmittel.

Zu einer symptomatischen Infektion kommt es nach oraler Aufnahme von $> 10^3$ Bakterien. Sie überwinden im Bereich der Peyerschen Plaques die Dünndarmmukosa, erreichen die abdominellen Lymphbahnen und schließlich das Blut ("primäre Bakteriämie"). Es folgt die Aussaat in das retikuloendotheliale System. Dort kommt es zur lokalen Vermehrung und nach Ablauf der Inkubationszeit beginnt die klinische Symptomatik mit der zweiten Bakteriämie. Die Ausscheidung der Salmonellen kann Wochen bis Monate anhalten und bedingt die Kontagiosität des Patienten. Bei etwa 2-5 % der Typhuserkrankten kommt es zur chronischen Besiedelung der Gallenblase und damit zum Status eines "Dauerausscheiders".

S. typhi und *S. paratyphi* sind weltweit verbreitet. Nennenswerte Infektionsgefahr besteht jedoch nur außerhalb Europas bzw. der USA, nämlich in den Endemiegebieten Afrikas, Asiens und Südamerikas. In Deutschland werden jährlich etwa 50-100 Typhuserkrankungen gemeldet, von denen heimkehrende Touristen bzw. deren engste Kontaktpersonen betroffen sind.

> Der Krankheitsverdacht, die Erkrankung und der Tod an Typhus oder Paratyphus sind laut §6 Infektionsschutzgesetz in Deutschland meldepflichtig!

5.8.2. Krankheitsbild und Diagnose

 Krankheitsbild

Nach einer Inkubationszeit von 8-20 Tagen beginnt die Erkrankung plötzlich mit unspezifischen Prodromi wie Müdigkeit, Übelkeit, Bauch- und Kopfschmerzen und schrittweise ansteigendem Fieber. Meist besteht gleichzeitig zunächst eine Obstipation. Das Fieber hält eine Woche und länger an ("Continua"), ohne begleitende Tachykardie ("relative Bradykardie"). Schließlich treten die charakteristischen Roseolen (rote Flecken auf distaler Thoraxvorderwand und Abdomen) und erbsbreiartige Durchfälle auf. Zerebrale Beteiligung (Meningitis) und Darmperforation sind die

gefürchtetsten Komplikationen. Das Krankheitsbild ist umso schwerer, je älter der Patient ist. In den ersten beiden Lebensjahren ist Typhus häufig oligosymptomatisch.

 Diagnose

Goldstandard der Diagnose ist der kulturelle Erregernachweis. Er gelingt bei Typhus in den ersten beiden Krankheitswochen in der Blutkultur, ab der 2. Krankheitswoche oft auch im Stuhl (und Urin). Am sensitivsten (Nachweisrate um 90 %) ist jedoch die Knochenmarksbiopsie. Im Blutbild findet sich typischerweise eine Leukopenie, manchmal auch eine Thrombopenie. Der Antikörpernachweis ist ohne praktische Bedeutung.

5.8.3. Therapie

Typhus wird - neben symptomatischen Maßnahmen - in jedem Fall antibiotisch behandelt. Zum Einsatz kommen je nach Schwere der Erkrankung Cotrimoxazol oral oder ein Cephalosporin der 3. Generation i.v. über mindestens 10 Tage. Identifizierte Dauerausscheider können durch längere Gabe von Ciprofloxacin (nur für Erwachsene zugelassen) oder Ceftriaxon manchmal saniert werden. Ultima ratio ist die Cholezystektomie.

5.8.4. Prophylaxe

Neben den nachfolgend aufgeführten Prophylaxemöglichkeiten bei Reisen in Typhusendemiegebiete kommt den allgemeinen hygienischen Maßnahmen ein sehr hoher Stellenwert zu. Insbesondere bei Aufnahme von Nahrungsmitteln und Getränken muß man die allgegenwärtige Infektionsgefahr (nicht nur mit *S. typhi*!) berücksichtigen. Es gilt der Allgemeinsatz "Boil it, peel it, cook it or forget it!" - sinngemäß etwa: iß nur, was gekocht oder gegart ist bzw. geschält werden kann, alles andere laß sein. Bezüglich Getränken sind Fertigprodukte in Flaschen i.d.R. als sicher anzusehen.

Mit Kleinkindern oder gar Säuglingen sollte man grundsätzlich keine Urlaubsreisen in "exotische" Länder (dazu gehören praktisch alle Typhusendemiegebiete) unternehmen!

5.8.4.1. Chemoprophylaxe

Eine begleitende Antibiotikaprophylaxe bei Reise in ein Typhusendemiegebiet ist möglich, aber wegen höherer Kosten, unzuverlässiger Wirksam-

keit und möglichen Nebenwirkungen der Impfprophylaxe deutlich unterlegen. In Frage kommen
im Kindesalter Cotrimoxazol oder Amoxicillin,
bei Erwachsenen Ciprofloxacin.

5.8.4.2. Impfung

In den meisten Ländern stehen als Impfstoffe ein
oral anzuwendender Lebendimpfstoff sowie eine
Totvakzine bestehend aus dem Kapselpolysaccharid Vi ("Virulenz") von *S. typhi* zur Verfügung. Die
Typhus-Ganzkeimvakzine findet wegen ihrer hohen Nebenwirkungsrate kaum noch Verwendung.

▶ Lebendvakzine

Sie wurde in den 70er Jahren von Germanier und
Fürer bei der Schweizer Firma Berna entwickelt.
Der verwendete Stamm Ty 21a besitzt mehrere
Mutationen, die ihm Apathogenität bei erhaltener
Immunogenität verleihen. Sein wesentliches
Merkmal (neben dem Fehlen des Vi) ist ein En-
zymdefekt (UDP-Galaktose-4-Epimerase), der zu
einer intrazellulären Anreicherung von Galaktose-
1-Phosphat und UDP-Galaktose und infolgedes-
sen nach einigen Tagen zur Bakteriolyse führt. Die
Immunogenität ist dadurch nicht beeinträchtigt.
Neben den attenuierten Bakterien enthält der
Impfstoff auch abgetötete Bakterien (Le-
bend-/Totvakzine). Der Impfstoff wird in magen-
saftresistenten Kapseln angeboten, die 1 Stunde
vor einer Mahlzeit unzerkaut einzunehmen sind.
Er ist ab dem Alter von 1 Jahr zugelassen.

> Das in europäischen Ländern empfohlene
> **Impfschema** (3 Kapseln im Abstand von jeweils
> 48 Stunden, z.B. Montag-Mittwoch-Freitag)
> führt zu einem etwa 1-2 Jahre anhaltenden
> Impfschutz, der etwa 50-90 % beträgt. Eine 4.
> Impfdosis - wie in den USA empfohlen - zeigte
> im direkten Vergleich eine bessere Schutzrate
> als 2 oder 3 Impfdosen.

Der Impfschutz (gegenüber *S. typhi*, nicht aber *S.
paratyphi*) tritt 10 Tage nach der letzten Impfdosis
ein. Antibiotika, auch Anti-Malariamedikamente
und andere orale Impfstoffe (z.B. gegen Poliomyelitis) dürfen frühestens 3 Tage nach der letzten
Impfdosis angewendet werden. Die Verträglichkeit der Impfung ist sehr gut. Gastrointestinale Beschwerden oder systemische Allgemeinreaktionen
sind selten. Die Impfbakterien werden für wenige
Tage nach jeder Impfdosis im Stuhl ausgeschieden.

Ein Rückmutation zum Wildtyp wie auch Dauer-
ausscheidung werden **nicht** beobachtet.

Bei jeder Immundefizienz (angeboren oder erworben) ist dieser Impfstoff **kontraindiziert**.

▶ Totvakzine

Dieser Impfstoff enthält als protektives Antigen
gereinigtes Vi-Kapselpolysaccharid. Er wird parenteral angewendet (0,5 ml i.m.). Da es sich um
einen Polysaccharidimpfstoff handelt, zeigt er bei
Kindern jünger als 2 Jahre keine Wirksamkeit (☞
Kap. 4.5.). Eine Impfdosis führt nach 1-2 Wochen
bei 90 % der Impflinge zu einer spezifischen Antikörperbildung, die Schutzrate beträgt jedoch nur
etwa 60-70 %. Bei anhaltendem Expositionsrisiko,
z.B. erneute Reise in ein Endemiegebiet, ist eine
Auffrischung nach 3 Jahren indiziert.

Die Verträglichkeit der Vakzine ist gut. Die üblichen lokalen und systemischen Nebenwirkungen
sind gut tolerabel.

Akute Infektionen sowie Allergien gegen Vakzinebestandteile stellen eine Kontraindikation dar. Bei
Schwangeren besteht keine ausreichende Erfahrung, so daß die Indikation sehr streng gestellt werden muß.

In der Schweiz ist seit kurzem ein oraler Kombinationsimpfstoff gegen Typhus und Cholera erhältlich. Er enthält den oben beschriebenen Typhus-
Lebendimpfstamm Ty 21a, der gefriergetrocknet
als Pulver vorliegt und an den Tagen 1, 3 und 5 aufgelöst und getrunken wird. Am ersten Tag wird zusätzlich der Cholera-Lebendimpfstoff CVD 103-
HgR aufgelöst und eingenommen (siehe 5.9.4.2).

5.9. Cholera

5.9.1. Ätiologie, Pathogenese und Epidemiologie

Die Cholera wird vorwiegend durch die Serogruppe O1 (= Choleratoxin-Produzenten) des Gram-
negativen Bakteriums *vibrio cholerae* hervorgerufen. Innerhalb der Serogruppe O1 unterscheidet
man die Serotypen Ogawa und Inaba, von denen es
jeweils die Biotypen "klassisch" und "El Tor" gibt.
Seit einigen Jahren zirkuliert in Südostasien eine
neue Serogruppe (O139), die wenig Kreuzimmunität mit den Vertretern der Serogruppe O1 aufweist.

Einziger Wirt für *V. cholerae* ist der Mensch. Die Übertragung erfolgt nach oraler Aufnahme kontaminierten Wassers oder kontaminierter Nahrungsmittel. Die Vibrionen entfalten im Dünndarm ihre Wirkung mittels des Cholera-Exotoxins. Mit Hilfe der Subeinheit B adhäriert das Toxin an die Epithelzellen. Nachfolgend wird die aktive Subeinheit A des Toxins in die Darmzelle aufgenommen, wo durch Erhöhung des cAMP-Spiegels ein massiver Eflux von Ionen und nachfolgend freiem Wasser in das freie Darmlumen erfolgt. Dies resultiert in einer raschen Dehydratation.

Wichtigste Endemiegebiete für die Cholera sind derzeit der subindische Kontinent, Südamerika und zahlreiche afrikanische Länder. Aus diesen Regionen wurden der WHO im Jahr 1996 145.000 Erkrankungen und 10,000 Todesfälle gemeldet. Das Risiko, während einer Urlaubsreise eine Cholera zu erwerben, ist dennoch ausgesprochen gering. Mit einem dauerhaften Aufenthalt in hygienisch bedenklichen Regionen (z.B. als Entwicklungshelfer, medizinisches Personal etc.) ist jedoch ein deutlicher Risikoanstieg verbunden.

> Der Krankheitsverdacht, die Erkrankung und der Tod an Cholera sind laut §6 Infektionsschutzgesetz in Deutschland namentlich meldepflichtig!

5.9.2. Krankheitsbild und Diagnose

 Krankheitsbild

Nach einer kurzen Inkubationszeit von wenigen Stunden bis wenigen Tagen setzen Erbrechen und Durchfall akut ein. Dabei werden bis zu 20 Liter (!) reiswasserähnliche flüssige Stühle abgesetzt, die bei unzureichender Rehydrierung rasch zum Tod durch Exsikkose führen. Neben dieser Maximalform der Erkrankung werden überwiegend aber deutlich mildere Verläufe gesehen. Gelingt es, die Elektrolyt- und Flüssigkeitsverluste zu ersetzen, heilt die Erkrankung binnen weniger Tage folgenlos aus.

 Diagnose

Die Diagnose kann in typischen Fällen klinisch gestellt werden. Goldstandard ist der Erregernachweis im Stuhl.

5.9.3. Therapie

Im Vordergrund steht die orale Zufuhr von Rehydratationslösungen (WHO-Empfehlung: Na^+ 90 mmol/l; Cl^- 80 mmol/l; K^+ 20 mmol/l; $HCO3^-$ 30 mmol/l; Glukose 111 mmol/l) zum Ausgleich der enteralen Verluste. Gelingt dies nicht oral, so muß über einen venösen Zugang infundiert werden. Begleitend sollte antibiotisch behandelt werden (ab 10 Jahren Tetrazykline, bei Kindern jünger als 10 Jahre mit Cotrimoxazol).

5.9.4. Prophylaxe

Es gelten die allgemeinen Ausführungen wie unter Kap. 5.8.4.

5.9.4.1. Chemoprophylaxe

Eine wirksame Chemoprophylaxe existiert nicht.

5.9.4.2. Impfung

Generell ist die Cholera-Impfung nur noch in seltenen Ausnahmen indiziert. Gründe dafür sind einerseits das sehr geringe Infektionsrisiko für Urlaubsreisende in Endemiegebiete und andererseits die nur befriedigende Schutzrate der verfügbaren Impfstoffe. Entgegen den ausdrücklichen Empfehlungen der WHO verlangen manche Länder vor der Einreise eine dokumentierte Cholera-Impfung, wenn der Tourist aus einem Endemiegebiet kommt. Vor Reisen in exotische Länder empfiehlt sich daher zuvor eine Nachfrage beim entsprechenden Konsulat.

▶ Totvakzine

Diese in vielen Ländern seit fast 100 Jahren verfügbare Vakzine enthält jeweils abgetötete Vibrionen der Biotypen klassisch und El Tor der Serotypen Ogawa und Inaba. Sie ist ab dem Alter von 6 Monaten zugelassen. Die **Grundimmunisierung** besteht aus 2 subkutanen Impfungen im Abstand von 1-4 Wochen in folgender altersabhängiger Dosierung:

> - 6-12 Monate: 0,2 ml und 0,2 ml
> - 1-10 Jahre: 0,25 ml und 0,5 ml
> - >10 Jahre: 0,5ml und 1,0 ml

Bei anhaltendem intensiven Expositionsrisiko muß alle 6 Monate eine Auffrischung in der Dosierung der 2. Impfdosis erfolgen.

Die Schutzrate vor einer Choleraerkrankung nach der 2. Impfung beträgt lediglich 50 %. Die Infektion (und damit auch das Ausscheiden der Vibrionen!) wird nicht verhindert. Die Impfung wirkt nicht gegen Serotyp O139.

Lokale Nebenwirkungen treten bei etwa 50 % aller Impflinge auf. Sie manifestieren sich am 2. und 3. oder zwischen dem 4. und 7. postvakzinalen Tag. Auch systemische Nebenwirkungen (Fieber, Abgeschlagenheit) sind mit etwa 20 % relativ häufig.

Die Vakzine sollte nicht gleichzeitig mit einer Gelbfieberimpfung appliziert werden, da dabei eine Beeinträchtigung der Antikörperbildung gegen Gelbfieberviren festgestellt wurde.

▶ Lebendvakzine

Diese von der Fa. Berna in der Schweiz entwickelte Vakzine enthält > $2x10^8$ attenuierte Vibrionen (Stamm CVD 103-HgR) auf der Basis eines klassischen Inaba-Stammes (Orochol®). Für Personen, die sich dauerhaft in Endemiegebieten aufhalten, ist eine Formulierung mit 10fach höherer Vibrionenkonzentration erhältlich (Orochol E®). Die vermehrungsfähigen Impfbakterien sind durch gentechnische Manipulation nicht mehr in der Lage, die Untereinheit A des Choleratoxins zu bilden (daher apathogen), während die immunogene B-Untereinheit exprimiert wird.

Sie ist beispielsweise in der Schweiz für Kinder ab dem Alter von 2 Jahren zugelassen. Eine Impfdosis verleiht zu 60-100 % Schutz gegenüber Erkrankungen durch die Serotypen Inaba und Ogawa (jeweils Biotyp klassisch und El Tor) für mindestens 6 Monate, beginnend etwa 8 Tage postvakzinal. Gegenüber schweren Choleraerkrankungen (Diarrhöe > 3 Liter/Tag) beträgt der Schutz 100 %. Die Impfbakterien werden für einige wenige Tage nach der Impfung im Stuhl ausgeschieden. Sie besitzen als Unterscheidungsmerkmal im Labor gegenüber dem Wildtypen eine Quecksilberresistenz (HgR). Die Impfung sollte frühestens 1 Woche nach Ende einer evtl. Antibiotikatherapie verabreicht werden, um den Impferfolg nicht zu gefährden. Aus dem gleichen Grund soll mit der Einnahme von Anti-Malariamedikamenten frühestens 1 Woche nach der Impfung begonnen werden. Die Verträglichkeit der Impfung ist sehr gut.

Ein Kombinationsimpfstoff mit Typhuskomponente ist ebenfalls in der Schweiz erhältlich (siehe 5.8.4.2).

Bei immunsupprimierten Patienten ist dieser Lebendimpfstoff kontraindiziert.

5.10. Tollwut (Rabies)

5.10.1. Ätiologie, Pathogenese und Epidemiologie

Die Tollwut ist eine akute RNA-Viruserkrankung (Lyssa-Virus), die durch Schleimhautkontakt zu infizierten Tieren übertragen wird. Der häufigste Übertragungsmechanismus ist der Biß eines tollwütigen Tieres. Der Speichel des erkrankten Tieres ist etwa 3-4 Tage vor Ausbruch der Erkrankung bis zum unausweichlichen Tod des Tieres (ca. 4-8 Tage nach Ausbruch der Erkrankung) kontagiös.

Nach Infektion erfolgt meist zunächst eine lokale Virusvermehrung nahe der Eintrittspforte, i.d.R. im Muskelgewebe. Anschließend dringen die Viren in die peripheren Nervenenden ein und breiten sich intraneuronal nach zentral aus. Sobald die Viren das ZNS erreichen verursachen sie zahlreiche, schwere neurologische Symptome bis einige Tage später der Tod eintritt.

Die Tollwut ist in Europa eine seltene Krankheit geworden. So wurden in Deutschland in der jüngsten Zeit lediglich vereinzelte Erkrankungen gemeldet. Weltweit waren es dagegen allein im Jahr 1997 60.000 Fälle, die meisten davon in Asien (Indien, China, Thailand). Während in Europa die silvatische Form (Überträger meist der Fuchs) vorherrscht, ist es in Asien und Afrika die urbane Form (Überträger: Hund, Katze). In den USA wurden Übertragungen durch Fledermäuse registriert. Ferner sind vereinzelt Laborunfälle für die Tollwutübertragung verantwortlich.

> Der Krankheitsverdacht, die Erkrankung und der Tod an Tollwut sind laut §6 Infektionsschutzgesetz in Deutschland namentlich meldepflichtig!

5.10.2. Krankheitsbild und Diagnose

 Krankheitsbild

Die Inkubationszeit der Tollwut beträgt 10 Tage bis zu mehreren Jahren, meist aber 20-60 Tage. Je näher die Eintrittspforte zum Kopf liegt und je größer das Inokulum ist, desto kürzer ist sie.

Nach einem kurzen Prodromalstadium (grippale Symptome, Schmerzen an der Eintrittspforte, Juckreiz, Parästhesien) beginnt die akute Symptomatik mit

- generalisierten Krampfanfällen
- aggressivem Verhalten
- Muskelkontraktionen im Pharynx, Larynx und Atemmuskulatur
- Schluckstörungen (Hydrophobie) bis hin zu Aspirationen, Koma und schließlich Tod durch Lähmungen oder Herz-Kreislaufversagen bei Myokarditis

Etwa 20 % der Fälle verlaufen als "stille Wut" primär mit aufsteigenden Lähmungen ähnlich dem Guillain-Barré-Syndrom.

 Diagnose

Die Diagnose beruht auf der typischen Symptomatik. Virus kann im Speichel der Erkrankten, post mortem auch in Hirngewebe zur Diagnosesicherung nachgewiesen werden (Anzucht, PCR).

5.10.3. Therapie

Die Tollwut verläuft nach Ausbruch der Erkrankung praktisch immer tödlich. Intensivmedizinische Maßnahmen (Muskelrelaxierung, Beatmung) sind erfolglos.

5.10.4. Prophylaxe

Nach Kontakt zu einem tollwutverdächtigen Tier bzw. nach Tierbiß muß baldmöglichst eine intensive Desinfektion der Kontaktstelle (Bißwunde) durch gründliches Waschen mit heißem Wasser und Seife erfolgen mit anschließender Behandlung mit 70 % Alkohol. Falls möglich, ist auf einen primären Wundverschluß zu verzichten. Anschließend erfolgt die Impfprophylaxe wie unter 5.10.4.2. beschrieben.

5.10.4.1. Chemoprophylaxe

Eine wirksame Chemoprophylaxe steht nicht zur Verfügung.

5.10.4.2. Impfung

Der erste Impferfolg gelang Pasteur im Jahr 1885 (☞ Kapitel 1.). Die von ihm entwickelte Vakzine enthielt Nervengewebe und oft inkomplett inaktivierte Rabiesviren. Eine Verbesserung gelang erst 1956, nachdem Rabiesviren in Entenembryonen

gezüchtet und anschließend vollständig inaktiviert werden konnten. Allerdings war die Immunogenität dieses Impfstoffes nicht zufriedenstellend. Der Durchbruch gelang wenige Jahre später mit der erfolgreichen Anzüchtung von Rabiesviren in humanen diploiden Zellkulturen, da hier die Viren in ausreichender Quantität gewonnen und inaktiviert werden konnten. Dieser sogenannte HDC-Impfstoff findet seitdem weltweite Verbreitung. Daneben existieren Impfstoffe auf der Basis verschiedener anderer Zellkulturverfahren (Verozellen, Hühnerfibroblasten u.a.).

> Eine **präexpositionelle** Impfindikation besteht für alle Personen mit erhöhtem Infektionsrisiko (z.B. Jäger, Tierärzte und -pfleger, Schlachter, bestimmtes Laborpersonal u.a.).

Die präexpositionelle Grundimmunisierung besteht aus 4 Impfdosen zu je 1,0 ml an den Tagen 0, 7, 28 und nach 1 Jahr. Schutz besteht nach der 3. Dosis. Regelmäßige Titerkontrollen (Schutzschwelle: 0,5 IE/ml Serum) etwa einmal pro Jahr lassen die Notwendigkeit einer Auffrischungsimpfung (ca. alle 2-5 Jahre) erkennen.

Eine **postexpositionelle** Impfindikation besteht nach Kontakt (Berühren, geleckt oder gebissen werden) mit einem tollwutverdächtigen oder manifest tollwütigen Tier unter bestimmten Voraussetzungen (Tabelle 5.2). Sie muß so früh wie möglich nach Exposition erfolgen!Die aktive Immunisierung besteht **altersunabhängig** aus Einzeldosen zu je 1,0 ml an den Tagen 0, 3, 7, 14, 30 und 90. Bei multiplen Wunden, insbesondere in stark innervierten Regionen (Kopf, Hände u.a.) sollte an Tag 0 die doppelte Dosis (2 x 1,0 ml an zwei verschiedenen Körperstellen) verabreicht werden. Bestätigt sich beim verdächtigen Tier der Tollwutverdacht nicht, so kann auf die Dosen an den Tagen 30 und 90 verzichtet werden.

Ist die Simultanimpfung indiziert, so erhält der Patient einmalig 20 IE/kgKG menschliches Tollwut-Immunglobulin, wobei (sofern injektionstechnisch möglich) so viel wie möglich des Immunglobulins direkt in und um die Wunde herum injiziert werden sollte. Der Rest wird i.m. (intraglutäal) verabreicht.

Ferner sollte bei Verletzung an die Überprüfung des Tetanusimpfschutzes gedacht werden!

Bei zuvor bereits einmal prä- oder postexpositionell vollständig geimpften Personen wird nach stattgehabter Exposition wie folgt verfahren:

Abstand zur letzten Impfung	Impfschema
< 1 Jahr	2 Dosen an den Tagen 0 und 3
1-5 Jahre	3 Dosen an den Tagen 0, 3, 7
> 5 Jahre	Vollständige Impfung gemäß Tabelle 5.2

Bei unvollständig immunisierten Patienten muß nach Exposition wie bei bislang nicht Geimpften gemäß Tabelle 5.2 vorgegangen werden.

Bei prä- oder postexpositionell regulär geimpften Personen ist die Schutzrate der Tollwutimpfung praktisch 100 %. Sie wird in aller Regel gut vertragen.

Art der Exposition		Maßnahme
Tollwutverdächtiges oder tollwütiges Tier	Tollwutimpfstoffköder	
Berühren, Füttern, Belecktwerden bei intakter Haut	Berühren bei intakter Haut	*Keine* Impfung!
Tier knabbert an Haut oder verursacht oberflächliche, unblutige Kratzer oder beleckt nichtintakte Haut	Impfstoffköder ist beschädigt, Kontakt der nichtintakten Haut mit Impfflüssigkeit	Aktive Immunisierungen
Jegliche Bißverletzung oder blutende Kratzer oder Schleimhautkontakt mit Tierspeichel	Schleimhautkontakt oder *frische* Hautverletzungen in Kontakt mit Impfflüssigkeit	Aktive Immunisierungen *und* simultane passive Immunisierung

Tab. 5.2: Postexpositionelle Tollwut-Prophylaxe.

Bei präexpositioneller Immunisierung gelten die üblichen Kontraindikationen wie akute Infektionen oder Allergien gegen Impfstoffbestandteile. **Bei postexpositioneller Impfung** dagegen bestehen wegen der unmittelbaren Lebensbedrohung **keine Kontraindikationen** gegen die Immunisierung. Bei Patienten mit Hühnereiweißallergie sollte der HDC-Impfstoff verwendet werden!

5.11. Gelbfieber

5.11.1. Ätiologie, Pathogenese und Epidemiologie

Gelbfieber wird durch eine Flavivirus-Infektion verursacht. Die Übertragung des Virus erfolgt indirekt durch Stich der Mücke Aedes aegypti zwischen Menschen und Primaten.

Die Infektion führt zu einer hämatogenen Ausbreitung des Virus mit besonderer Affinität für einen sekundären Befall der Hepatozyten. Das Ausmaß der Leberschädigung bedingt Symptomatik und Prognose der Erkrankung.

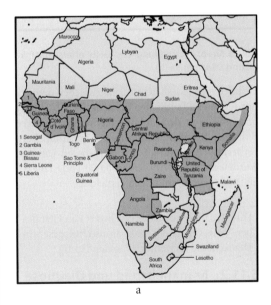

a

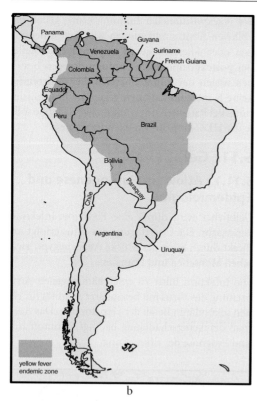

yellow fever
endemic zone

b

Abb. 5.5a+b: Verbreitung des Gelbfiebers in Afrika (a) und Südamerika (b).

Gelbfieber ist lediglich in Afrika zwischen dem 15. nördlichen und südlichen Breitengrad (Abbildung 5.5a) sowie in den südamerikanischen Ländern Bolivien, Brasilien, Kolumbien, Ecuador, Peru verbreitet (Abbildung 5.5b). Aus diesen Ländern wurden der WHO 1997 etwa 30.000 Todesfälle bei 200.000 Neuerkrankungen gemeldet.

Direkter und indirekter Nachweis von Gelbfieber-Virus sind laut §7 Infektionsschutzgesetz in Deutschland namentlich meldepflichtig.

5.11.2. Krankheitsbild und Diagnose

Krankheitsbild

Bei erstinfizierten Personen verläuft die Erkrankung nach einer Inkubationszeit von 3-6 Tagen in folgenden Stadien:

- hohes Fieber für 3-4 Tage (primäre Virämie; Ansteckungsfähigkeit bei Kontakt von Blut zu Blut)
- freies Intervall (wenige Stunden bis Tage)

- erneutes hohes Fieber und akute Hepatitis mit Ikterus ("Gelbfieber"!), schwere Hämorrhagie bis hin zu Leber-, Nieren- und Herz-Kreislaufversagen

Die Letalität beträgt 30-60 %. Bei Patienten mit Teilimmunität verläuft die Infektion wesentlich milder oder gar asymptomatisch.

Diagnose

Die Diagnose erfolgt durch Virusisolierung aus dem Blut des Patienten in den ersten Krankheitstagen bzw. durch den Nachweis spezifischer IgM- und/oder IgG-Antikörper im ELISA-Verfahren.

5.11.3. Therapie

Es gibt keine spezifische Therapie gegen Gelbfieber.

5.11.4. Prophylaxe

Bei Reisen in Gelbfieberendemiegebiete ist die Expositionsprophylaxe (d.h. Maßnahmen zum Schutz vor Mückenstichen) neben der Impfprophylaxe von großer Bedeutung.

5.11.4.1. Chemoprophylaxe

Es gibt keine wirksame Chemoprophylaxe gegen Gelbfieber.

5.11.4.2. Impfung

Die aktive Immunisierung, ergänzt durch die Expositionsprophylaxe, verleiht den sichersten Schutz vor Gelbfieber. Der weltweit gebräuchliche Impfstoff besteht aus attenuierten Viren (Stamm 17D), die in Hühnerembryonen gezüchtet werden. Da bis vor kurzem aus herstellungstechnischen Gründen der Gelbfieberimpfstoff bei -20 °C tiefgefroren gelagert werden musste, wird die Vakzine in Deutschland nur an lizensierte Gelbfieberimpfstellen abgegeben. Auskunft darüber erhält man bei jedem Gesundheitsamt.

Eine Impfdosis von 0,5 ml subkutan appliziert (zugelassen ab dem Alter von 6 Monaten) verleiht nach ungefähr 5-10 Tagen 90-95 % der Impflinge Schutz vor Gelbfieber. Er hält mindestens 10 Jahre, vermutlich lebenslang an.

Bei Reisen in Gelbfieberendemiegebiete bzw. bei Weiterreise aus einem Gelbfieberendemiegebiet in ein anderes Land kann von den Grenzbehörden der Nachweis einer Gelbfieberimpfung gefordert werden. Deshalb muß jede Gelbfieberimpfung an der dafür vorgesehenen Stelle im Impfpaß dokumentiert sein. Um dem Impfling Unannehmlichkeiten zu ersparen, sind dabei folgende Punkte zu beachten:

- Eintragungen in englischer Sprache vornehmen (männlich = male; weiblich = female)
- Monatsangaben ausschreiben (z.B. "January" statt "1")
- Unterschrift von Arzt *und* Patient im Impfbuch nicht vergessen
- Chargennummer und amtliches Impfsiegel nicht vergessen

Die so dokumentierte Gelbfieberimpfung besitzt vom 10. postvakzinalen Tag an 10 Jahre internationale Gültigkeit. Sind mehr als 10 Jahre seit der letzten Gelbfieberimpfung vergangen, muß - bei erneuter Indikation - eine Wiederholungsimpfung durchgeführt werden.

Schwangerschaft und Immunsuppression sind ebenso wie eine Hühnereiweißallergie Kontraindikationen für eine Gelbfieberimpfung. Ein ärztliches Attest (in englischer Sprache oder der Landessprache des geplanten Reiselandes) ist bei unaufschieblichen Reisen in diesen Fällen dringend zu empfehlen. Es könnte folgenden Wortlaut haben:

"Mr/Mrs..... is allergic to egg protein (is currently pregnant/is currently in a state of immunosuppression) and therefore can not be vaccinated against yellow fever"

Lokale und systemische Nebenwirkungen (z.B. Kopfschmerzen, Muskelschmerzen, Temperaturerhöhung zwischen dem 4. und 7. postvakzinalen Tag) sind selten.

5.12. Japanische Enzephalitis

5.12.1. Ätiologie, Pathogenese und Epidemiologie

Die Japanische Enzephalitis wird durch eine Flavivirus-Infektion verursacht. Die Übertragung des Virus erfolgt durch Mückenstiche (Culex vishnui). Neben dem Menschen dienen Schweine und Pferde dem Virus als Wirt. Die Infektion führt zu einer hämatogenen Ausbreitung des Virus, wobei der Befall des Zentralen Nervensystems gefürchtet wird.

Die Japanische Enzephalitis tritt gebietsweise in Südostasien (Japan, Korea, Thailand, Kambodscha, China u.a.) auf. In einigen Regionen, z.B. in Japan, ist die Übertragung auf die warme Jahreszeit (Juni bis Oktober) beschränkt

Krankheitsverdacht, Erkrankung und Tod an virusbedingtem hämorrhagischen Fieber ist laut § 6 Infektionsschutzgesetz in Deutschland namentlich meldepflichtig.

5.12.2. Krankheitsbild und Diagnose

 Krankheitsbild

Die meisten Infektionen (ca. 90 %) verlaufen asymptomatisch. In den anderen Fällen kommt es nach einer Inkubationszeit von 4-14 Tagen zum Befall des ZNS mit:

- leichtem Fieber
- starken Kopf- und Bauchschmerzen
- zerebralen Krampfanfällen
- komatösen oder psychotischen Zuständen

Die Letalität beträgt 20-50 %. Bei Überlebenden ist mit schweren neurologischen Defektheilungen zu rechnen.

 Diagnose

Die Diagnose erfolgt durch Virusisolierung aus dem Liquor des Patienten (selten) bzw. durch den Nachweis spezifischer IgM- und/oder IgG-Antikörper.

5.12.3. Therapie

Es gibt keine spezifische Therapie gegen Japanische Enzephalitis.

5.12.4. Prophylaxe

Bei Reisen von längerer Dauer (> 1 Monat) in Endemiegebiete ist neben der Expositionsprophylaxe (d.h. Maßnahmen zum Schutz vor Mückenstichen) die aktive Immunisierung zu erwägen.

5.12.4.1. Chemoprophylaxe

Es gibt keine wirksame Chemoprophylaxe gegen Japanische Enzephalitis.

5.12.4.2. Impfung

Die aktive Immunisierung, ergänzt durch die Expositionsprophylaxe, verleiht den sichersten Schutz vor Japanischer Enzephalitis. Der Impfstoff ist in Deutschland nicht zugelassen. Er wird in Japan (Fa. Biken) auf Mäusehirn produziert und auch von der Fa. Connaught (USA) vertrieben. Er kann über internationale Apotheken bezogen werden. Die meisten Tropeninstitute in Deutschland, Österreich und der Schweiz haben den Impfstoff vorrätig.

Das Impfschema besteht aus 3 Dosen (Kinder im Alter von 1-3 Jahren: 0,5 ml, danach 1,0 ml) an den Tagen 0, 7 und 30. Bei Zeitdruck kann die 3. Dosis am Tag 14 appliziert werden. Nach der 2. Impfdosis beträgt der Schutz etwa 80 %, nach der 3. Dosis >95 %. Die Schutzdauer beträgt mindestens 3 Jahre. In der Schwangerschaft besteht keine ausreichende Erfahrung, so daß eine Risikoabwägung stattfinden muß.

Passagere, leichte lokale und systemische Nebenwirkungen wie Kopfschmerzen und Temperaturerhöhung sind in den ersten Tagen nach den Impfungen relativ häufig (ca. 20 %). Selten (ca. 0,5 %) manifestieren sich allergische Nebenwirkungen wie Urtikaria, Angioödem, Atemnot u.ä.. Eine Überwachung des Impflings in den ersten 30 Minuten nach Injektion ist daher ratsam.

Impfungen in besonderen Situationen

6. Impfungen in besonderen Situationen

6.1. Frühgeborene

In der Praxis stellt sich häufig die Frage nach Zeitpunkt, Art, Dosis, Verträglichkeit und Wirksamkeit von Impfungen bei Frühgeborenen.

Frühgeborene sind definitionsgemäß Kinder, die vor der 37. Schwangerschaftswoche (SSW) geboren werden. Die extrauterine Überlebensfähigkeit beginnt etwa in der 25. SSW, wenn beim Fetus die Lungenalveolen ausgebildet werden.

Wie in Kapitel 2.3. ausgeführt, ist bei der Applikation von **Lebendimpfstoffen** der gewählte Zeitpunkt in erster Linie vom Abbau der mit dem Impferfolg interferierenden maternalen Antikörper abhängig. Die mütterlichen Antikörper werden intrauterin transplazentar übertragen. Dieser Vorgang beginnt etwa zwischen der 14. und 16. SSW und wird ab der 28. SSW quantitativ effektiv. In Abhängigkeit vom Zeitpunkt der Frühgeburt sind also eher *niedrigere maternale Antikörperspiegel* vorhanden als bei Reifgeborenen. Deshalb sollten Frühgeborene die Lebendimpfung gegen Masern, Mumps und Röteln zum frühestmöglichen Zeitpunkt (ab dem 12. Monat, bei Ausbrüchen auch früher) erhalten. Eine bewußte Verzögerung ist aus den genannten biologischen Gründen unsinnig.

Die in den Impfempfehlungen gewählten Zeitpunkte für **Totimpfstoffe** berücksichtigen folgende Faktoren:

- die für den Schutz notwendigen Impfungen (meistens 3 Impfdosen) sollten stattgefunden haben wenn durch den Rückgang der maternalen Antikörper der Nestschutz unzuverlässig wird.

- die Impfungen sollen zu Zeitpunkten stattfinden, wenn die Säuglinge ohnehin einem Arzt vorgestellt werden, da dies die Compliance fördert. In Deutschland geschieht dies im Rahmen der sogenannten Vorsorgeuntersuchungen.

Da der transplazentare Nachschub der maternalen Antikörper in dem Moment endet, in dem das neugeborene Kind abgenabelt wird, entspricht der Zeitablauf bei Frühgeborenen dem der Reifgeborenen. Oftmals ist aus o.g. Gründen der Nestschutz von kürzerer Dauer, weshalb eine Verzögerung des Impfbeginns wiederum nachteilig wäre.

Einzige Ausnahme ist natürlich die Situation, daß bei einem extrem frühgeborenen Kind zum ersten regulären Impfzeitpunkt (Alter 2 Monate) eine medizinisch begründete Kontraindikation vorliegt (z.B. akute Erkrankung).

> Das häufig angeführte Argument, Frühgeborene müßten das biologische (= Reife-) Alter der Reifgeborenen erreichen, ehe mit den Impfungen begonnen werden kann, ist biologisch unbegründet. Eine Verzögerung des Impfbeginns wäre für die betroffenen Kinder von großem Nachteil.

Zahlreiche Untersuchungen haben gezeigt, daß die üblichen Impfungen bezüglich ihrer Verträglichkeit, Immunogenität und Wirksamkeit keine wesentlichen Unterschiede zwischen Früh- und Reifgeborenen zeigen. Deshalb ist eine Dosisreduzierung (z.B. 1/2 Impfdosis) - wie gelegentlich praktiziert - unbegründet und muß unterlassen werden!

Fälschlicherweise werden manchen Frühgeborenen, insbesondere wenn der postnatale Klinikaufenthalt durch medizinische Probleme kompliziert war (z.B. Hirnblutung, Langzeitbeatmung u.a.), bestimmte Impfungen vorenthalten. Dies war besonders auffällig bei der früher gebräuchlichen Pertussis-Ganzkeimimpfung und wird vielerorts mit den jetzt verfügbaren azellulären Pertussis-Impfstoffen ebenso praktiziert. Dies muß als ärztlicher Kunstfehler bezeichnet werden, da gerade pulmonal, kardial oder zerebral vorgeschädigte Kinder besonders schwer an Pertussis erkranken und deshalb besonders vom Impfschutz profitieren.

Ferner empfiehlt die STIKO seit Juli 2001 für alle Frühgeborenen (<38 Wochen) die Pneumokokkenimpfung mit Konjugatimpfstoff ab dem Alter von 2 Monaten (siehe 5.6). Damit kann bei diesen oftmals gesundheitlich vorbelasteten Säuglingen zusätzliche Morbidität durch invasive Pneumokokken-Infektionen verhindert werden. Es ist deshalb zu hoffen, daß die impfenden Ärztinnen und Ärzte in den Praxen diese Empfehlung möglichst vollständig umsetzen.

Somit kann zusammengefaßt werden: Frühgeborene sollten im allgemeinen die üblichen Impfungen in gleicher Zahl, Menge und zum gleichen Zeitpunkt erhalten wie reifgeborene Kinder. Darüber hinaus sind bei ehemaligen Frühgeborenen oftmals weitere Impfungen (z.B. jährlich gegen Influenza; vgl. STIKO-Empfehlungen) indiziert, wenn entsprechende pulmonale (bronchopulmonale Dysplasie u.a.) oder kardiale Erkrankungen bestehen.

6.2. Immundefizienz und Asplenie

Bei Patienten mit angeborener oder erworbener Immundefizienz einschließlich immunsuppressiver Therapie sind Lebendimpfungen grundsätzlich kontraindiziert.

Dies ist dadurch begründet, daß bei diesen Personen die Vermehrung der attenuierten Impferreger möglicherweise zu einer systemischen Erkrankung führen kann. Gegebenenfalls ist von einer prä- oder postexpositionellen passiven Immunisierung mit Immunglobulinen Gebrauch zu machen.

Da die in der oralen Poliomyelitis-Vakzine (OPV) enthaltenen attenuierten Impfviren auf Kontaktpersonen übertragbar sind, gilt die Kontraindikation für OPV nicht nur für die betroffenen Personen, sondern auch für deren enge Kontaktpersonen (i.d.R. im Haushalt). Alle anderen Lebendimpfungen (z.B. Masern-Mumps-Röteln) sind dagegen nicht kontagiös und dürfen - ja sollen sogar aus Gründen der Herdimmunität! - Kontaktpersonen von immunsupprimierten Patienten verabreicht werden. Ferner sollten die engen Kontaktpersonen von immunsupprimierten Patienten Schutz vor Varizellen besitzen. Besteht keine natürliche Immunität, ist hier die Varizellen-Impfung indiziert.

Eine Ausnahme stellt die Masern (-Mumps-Röteln)-Impfung bei HIV-positiven Kindern dar, die noch keine AIDS-Symptomatik bieten. Hier ist die Impfung regulär durchzuführen, da bei diesen Kindern Masernerkrankungen erfahrungsgemäß besonders schwer verlaufen können, wohingegen die Impfung ohne erhöhte Nebenwirkungsrate gut vertragen wird. Bei HIV-positiven Patienten mit fehlender Varizellenanamnese ist ferner eine VZV-Impfung zu erwägen.

Ein **selektiver IgA-Mangel oder IgG-Subklassendefekte** stellen *keine* Kontraindikation dar. Ebenso sind die lokale oder inhalative Anwendung von **Steroiden** bzw. die systemische Gabe von weniger als 2 mg Prednisolon/kgKG/d oder höhere Dosen über weniger als 2 Wochen Dauer unbedenklich, so daß auch hier Lebendimpfungen durchgeführt werden dürfen.

Totimpfstoffe dürfen grundsätzlich bei jeglicher Immundefizienz angewendet werden, da keine Gefahr der unkontrollierten Ausbreitung von Impfantigenen besteht.

Vielmehr sind alle empfohlenen Impfungen zeitgerecht und zügig durchzuführen, um baldmöglichst den Impfschutz aufzubauen. Da insbesondere bei B-Zell-Immundefekten die quantitative Antikörperinduktion oft suboptimal ist, sind bei diesen Patienten postvakzinale Titerbestimmungen (z.B. Tetanus, Diphtherie, Hepatitis B) zu erwägen und ggf. weitere Impfungen anzuschließen.

Bei allen Patienten mit Immundefizienz sind die jährliche Influenza-Impfung (☞ Kap. 5.2.) sowie die Pneumokokken-Impfung (☞ Kap. 5.6.) und Meningokokken-Impfung (☞ Kap. 5.7) indiziert, da diese Personen ein stark erhöhtes Erkrankungs- und Komplikationsrisiko besitzen.

Patienten mit funktioneller (z.B. Sichelzellanämie) oder anatomischer Asplenie (angeboren oder nach chirurgischer Splenektomie) können und sollen grundsätzlich alle regulär empfohlenen Impfungen erhalten.

Darüber hinaus muß ein Schutz vor bekapselten Bakterien (Pneumokokken, *Haemophilus influenzae*, Meningokokken) vermittelt werden, da Patienten ohne Milz ein etwa 50-350fach erhöhtes Erkrankungsrisiko haben (Sepsis, Meningitis). Deshalb sind neben den ohnehin empfohlenen Hib-Impfungen Pneumokokken- und Meningokokken-Impfungen empfehlenswert:

- Bei notfallmäßiger **Splenektomie** sollen postoperativ (nach Erholung vom Eingriff) altersabhängig der neue Pneumokokken-Konjugatimpfstoff und/oder der herkömmliche Polysaccharidimpfstoff verwendet werden (siehe Kapitel 5.6).
Bei geplanter Splenektomie sollte wenn möglich

die empfohlene Anzahl von Impfdosen vor der Operation verabreicht werden.

- Die verfügbaren Meningokokken-Polysaccharid-Vakzine schützen nur vor Infektionen der Serogruppen A und C (ggf. auch Y und W 135), die in Deutschland derzeit insgesamt nur etwa 30 % der Meningokokken-Meningitiden bzw. -sepsiserkrankungen verursachen. Dennoch halten viele Experten diese Impfung bei angeborener Asplenie ab dem Alter von 2 Jahren für indiziert. Eine Impfung verleiht bereits Schutz, der aber im Kindesalter alle 2 Jahre aufgefrischt werden muß. Zur Verwendung des neuen Konjugatimpfstoffs siehe Kapitel 5.7.

- Bei **angeborener Asplenie** gelten die gleichen Empfehlungen für die Pneumokokken-Impfung. Der neue Pneumokokken-Konjugatimpfstoff sollte nach Diagnosestellung gemäß den Empfehlungen in Kapitel 5.6. verwendet werden. Gleiches gilt für die Meningokokken- und ggf. Hib-Impfung (Kapitel 5.7. bzw. 4.5.).

Ferner ist bei allen Patienten mit Asplenie die jährliche Influenza-Impfung konsequent durchzuführen, da Influenzaviren für sekundäre bakterielle Superinfektionen prädisponieren.

Da aber keine Impfung absolut sicheren Schutz vor Erkrankung bietet, ist zusätzlich indiziert:

- mindestens bis zum 5. Lebensjahr, besser so lange wie möglich darüber hinaus, täglich 2 x 125 mg (= 2 x 200.000 IE), ab dem Alter von 5 Jahren 2 x 400.000 IE Penicillin p.o. als Infektionsprophylaxe

- rasches Aufsuchen eines Arztes bei jeder fieberhaften Erkrankung bzw. falls dies nicht möglich ist Selbsttherapie mit Amoxicillin p.o.

6.3. Allergien

Im Zusammenhang zu Impfungen stellen sich folgende zwei Fragen:

- Gibt es Komplikationen nach Impfungen von Patienten mit vorbestehenden Allergien?

- Können Impfungen Allergien hervorrufen?

▶ Patienten mit vorbestehenden Allergien

Zu beachten sind bereits bestehende Allergien auf Impfstoffbestandteile oder kreuzreagierende Antigene (Hühnereiweiß).

Allergien auf Impfstoffbestandteile sind sehr selten. In Frage kommen:

- Hilfsstoffe in Vakzinen (Antibiotika, meistens Neomycin oder Phenol)

- Thiomersal (Quecksilberverbindung als Stabilisator bzw. Konservierungsmittel in manchen Totimpfstoffen)

- Polygeline

Aluminiumverbindungen (Adjuvantien) sind *nicht* allergisierend!

Die allergische Testung bei Verdacht auf eine Allergie gegen einen Impfstoffbestandteil ist aufwendig und nicht ungefährlich. Sie sollte deshalb von einem Allergologen in einer Einrichtung mit der Möglichkeit einer raschen Intensivbehandlung durchgeführt werden.

Als erster Schritt sollte ein **Prick-Test** mit dem verdächtigen Impfstoff erfolgen (Tab. 6.1).

Prick-Test
- 1:10 Verdünnung (0,1 ml Vakzine in 0,9 ml 0,9 % NaCl) herstellen
- 1 Tropfen auf den volaren Unterarm
- Negativkontrolle: 1 Tropfen 0,9 % NaCl-Lösung
- Positivkontrolle: 1 Tropfen Histamin-Lösung
- Haut durch den Tropfen anstechen und kurz anheben
- Negativ (nach 10-20 Minuten): Impfen!
- Positiv (Bläschen mit rotem Hof nach 10-20 Minuten): Intradermal-Test anschließen!

Tab. 6.1: Prick-Test.

Ist er positiv, kann der spezifischere **Intradermal-Test** angeschlossen werden (Tab. 6.2). Ist auch dieser positiv, so muß durch Einzeltestung der in Frage kommenden Substanzen (beim Impfstoffhersteller erbitten) das auslösende Agens identifiziert werden, da es sich möglicherweise in anderen Impfstoffen und Arzneimitteln befindet und für den Patienten eine Gefahr darstellt.

Intradermal-Test

- 1:100 Verdünnung (0,1 ml Vakzine in 10 ml 0,9 % NaCl) herstellen
- höchstens 0,1ml intradermal applizieren (volarer Unterarm)
- Negativkontrolle: 0,1 ml 0,9 % NaCl-Lösung
- Positivkontrolle: 0,1ml Histamin-Lösung
- Negativ: Impfen!
- Positiv (Bläschen mit rotem Hof nach 10-20 Minuten): nicht impfen!

Tab. 6.2: Intradermal-Test.

Aus klinischer Erfahrung ist jedoch bekannt, daß in den allermeisten Verdachtsfällen letztendlich keine Allergie gegen einen Impfstoffbestandteil feststellbar ist.

Folgende Impfstoffe enthalten **Hühnereiweißbestandteile** (in absteigender Konzentration):

- Gelbfieber
- Influenza
- Masern
- Mumps
- FSME
- Tollwut (Rabipur®)

Dennoch werden die Impfungen mit diesen Vakzinen auch von Patienten mit Hühnereiweißallergie i.d.R. gut vertragen, da sich die Allergie gegen das Ovalbumin des Hühnereis richtet, welches in den Impfstoffen nur in sehr geringen Spuren enthalten ist. Lediglich bei der Gelbfieberimpfung (höchster Anteil) ist Vorsicht geboten. Da es sich hier um eine Indikationsimpfung vor Reisen handelt, sollte bei Patienten mit Hühnereiweißallergie auf die Gelbfieberimpfung möglichst verzichtet werden (☞ 5.11.).

Bei den anderen Impfstoffen ist lediglich bei Patienten mit signifikanter Hühnereiweißallergie (d.h., wenn nach Genuß von Hühnerei Typ-I-allergische Reaktionen wie z.B. Urtikaria, Glottisödem oder Anaphylaxie aufgetreten sind) Vorsicht geboten. In diesen Fällen sollte auf die genannten Impfstoffe verzichtet werden oder eine Prick-Testung unter intensivmedizinischer Kontrolle erfolgen.

▶ Allergien nach Impfungen

Wie oben ausgeführt, können bestimmte Impfstoffanteile Allergien induzieren. Dies äußert sich bei nachfolgenden Impfungen durch

- juckende Lokalreaktionen bzw. eine lokale oder systemische Urtikaria
- Glottisödem
- Anaphylaxie

Diese Reaktionen sind mit einer geschätzten Häufigkeit von etwa 1 auf mehrere Millionen Impfungen extrem selten.

6.4. Impfempfehlungen für Aussiedler, Flüchtlinge oder Asylsuchende

Diese Personengruppen leben nach Ankunft in unseren Ländern zunächst meist in Gemeinschaftsunterkünften und werden dort i.d.R. vom öffentlichen Gesundheitsdienst medizinisch versorgt. Um den Ausbruch und die Verbreitung von Infektionskrankheiten in diesen Unterkünften zu verhindern, sollte der Impfprophylaxe ein hoher Stellenwert eingeräumt werden. Dazu ist es empfehlenswert, vorhandene Impfdokumentationen auszuwerten und falls notwendig den Impfschutz zu beginnen bzw. vervollständigen. Bei unbekanntem Impfstatus sind Herkunftsland, Alter und individuelle Lebensumstände bis zur Ausreise zu berücksichtigen.

Folgendes Vorgehen ist grundsätzlich empfehlenswert:

- ohne vorherige Titerbestimmung sollten Erwachsene eine Grundimmunisierung gegen
Diphtherie und Tetanus (Td-Vakzine) sowie
gegen Poliomyelitis erhalten

- von der deutschen STIKO nicht empfohlen,
aber dennoch sinnvoll, ist eine einmalige Masern-Mumps-Röteln Kombinationsimpfung
auch für jüngere Erwachsene

- Ferner sollte bei Erwachsenen eine Hepatitis
B-Serologie bestimmt werden und bei seronegativen Personen die aktive Immunisierung
durchgeführt werden

- Kinder sollten altersunabhängig eine Grundimmunisierung (bzw. Vervollständigung falls
bereits Impfungen dokumentiert sind) gegen
Diphtherie, Tetanus, Pertussis, Hepatitis B
und Poliomyelitis erhalten. Ferner sind eine,
besser zwei Impfungen gegen Masern,
Mumps und Röteln durchzuführen und bei
Kindern unter 5 Jahren auch der Schutz vor
Hib-Infektionen aufzubauen

- bei Jugendlichen und Erwachsenen aus asiatischen Ländern ist die hohe Rate an VZV-se-
ronegativen Personen zu beachten und eine
Empfänglichkeit durch Antikörperbestimmung ggf. gefolgt von der aktiven Immunisierung zu empfehlen

Zukünftige Impfstoffe

7. Zukünftige Impfstoffe

7.1. Rotavirus-Vakzine

Rotaviren sind doppelsträngige RNA-Viren, die 11 Gensegmente besitzen. Man unterscheidet verschiedene Serogruppen, wobei Gruppe A weltweit dominierend ist. Innerhalb der Serogruppe A werden 9 verschiedene Serotypen aufgrund von Unterschieden im Glykoprotein VP7 (G1, G2, etc.) unterschieden. Sie infizieren Menschen und zahlreiche Tierarten, die Übertragung geschieht fäkaloral oder durch Tröpfchen. Die meisten Serotypen sind speziesspezifisch.

Rotaviren sind der weltweit bedeutendste Erreger von viralen Gastroenteritiden. In der westlichen Hemisphäre treten Rotavirusinfektionen gehäuft in der kalten Jahreszeit auf. Unabhängig von den allgemeinen Lebensbedingungen beträgt die Durchseuchung bereits in den ersten Lebensjahren nahezu 100 %. Die Erstinfektion ist meistens eine schwere Gastroenteritis mit

- Erbrechen
- häufigen, wässrigen Stühlen
- Fieber
- und oftmals begleitenden respiratorischen Symptomen (Rhinitis, Pharyngitis)

Die Erkrankung dauert etwa 4-7 Tage. Da die Erstinfektion oft Säuglinge betrifft, sind schwere Dehydratationszustände eine häufige Komplikation. Darüber hinaus sind Rotavirus-Infektionen gelegentlich Anlaß für einen ersten zerebralen Krampfanfall bei Fieber. Unseren eigenen Untersuchungen zufolge wird jedes 200. Kind in Deutschland in den ersten beiden Lebensjahren wegen einer Rotavirus-Infektion hospitalisiert. Reinfektionen sind häufig, wobei aber aufgrund der erworbenen Immunität die Symptomatik zunehmend milder wird.

Die Diagnose erfolgt durch Antigennachweis im Stuhl. Die Therapie ist rein symptomatisch und beruht auf dem oralen (ggf. intravenösen) Ersatz der verlorenen Flüssigkeit. Gestillte Säuglinge erkranken später an Rotavirusinfektionen als Säuglinge mit Formelnahrung.

Rotaviren wurden erst 1973 in Australien als Ursache von Gastroenteritiden identifiziert. Unter den verschiedenen Ansätzen einer Impfstoffentwick-

lung war die in den USA entwickelte Rhesus/Humane Reassortanten-Vakzine bislang am erfolgreichsten. Es handelt sich dabei um eine tetravalente Lebendvakzine mit folgender Zusammensetzung:

- ein Rhesusaffen-Rotavirus (Serotyp G3)
- drei Reassortanten bestehend aus jeweils 10 Gensegmenten des Rhesusaffen-Stammes und je einem Gensegment (G1, G2 oder G4) von humanpathogenen Rotaviren

> Das Impfschema besteht aus 3 oralen Impfdosen im Alter von 2, 4 und 6 Monaten. Die Impfung kann zeitgleich mit der oralen Poliomyelitis Vakzine verabreicht werden.

Dem Wirkprinzip der Vakzine liegt die Beobachtung zugrunde, daß die tierpathogenen Stämme (hier: Rhesusaffe) für den Menschen eine natürliche Attenuierung besitzen, aber in hohem Masse kreuzprotektiv sind.

Die Vakzine wird gut vertragen. Lediglich geringfügige Fieberreaktionen treten häufiger auf als nach Gabe von Plazebo.

Zahlreiche umfangreiche Studien in so unterschiedlichen Ländern wie Finnland, Venezuela und den USA belegen die Wirksamkeit der Vakzine. So werden in der ersten Wintersaison nach Impfung etwa 80 % aller Rotavirus-Enteritiden und 95 % der schweren Verlaufsformen verhindert. Die Effektivität hält auch in der 2. und 3. Saison an. Danach treten praktisch keine nennenswerten Erkrankungen mehr auf.

Beruhend auf diesen und weiteren unterstützenden Daten wurde die von Wyeth-Lederle produzierte Rotavirusvakzine in den USA im August 1998 zugelassen.

Kurz darauf erfolgte die Zulassung in Europa. Nachdem auch die Untersuchungen zum Kosten-Nutzen-Verhältnis der Impfung in Deutschland, Österreich und der Schweiz positive Ergebnisse erbracht hatten, ergab sich kurz vor der geplanten Einführung des Impfstoffes ein unerwartetes Problem. Bei der Anwendung von etwa 1,5 Millionen Dosen der Vakzine in den USA wurde bei geimpften Säuglingen ein etwa dreifach erhöhtes Risiko für Invaginationen (teleskopartige Einstülpung von terminalen Dünndarmabschnitten in das Colon mit nachfolgender Darmobstruktion) im Vergleich zu nicht geimpften Säuglingen beobachtet. Dank dem in den USA vorhandenen Erfassungssystem VAERS (Vaccin adverse event reporting system) waren binnen kurzer Zeit 2 Todesfälle, 53 chirurgische Eingriffe und 47 konservative behandelte Fälle von Invaginationen in engem zeitlichen Zusammenhang meist zur 1. Rotavirusimpfung gemeldet worden. Dies kam überraschend, da in den Zulassungsstudien zwar Invaginationen beobachtet wurden, diese aber nicht erkennbar gehäuft nach der 1. Impfung waren und auch insgesamt nicht statistisch signifikant erhöht waren. Dennoch ist die beobachtete Assoziation biologisch plausibel, da es sich um einen Lebendimpfstoff handelt und auch Wildtyp-Rotavirusinfektionen für einen Teil der häufig im Säuglingsalter auftretenden Invaginationen verantwortlich sind. Die weitere Verwendung der Vakzine war damit nicht mehr vertretbar.

Retrospektiv betrachtet wirft diese Tragödie einige Fragen auf:

- Sind die Beobachtungen in den USA von allgemeiner Gültigkeit, d.h., auch in anderen Ländern bei Verwendung des gleichen Impfstoffes zu erwarten?

- Wie wäre das Risiko für impfbedingte Invagination bei Verwendung der Vakzine in Entwicklungsländern zu bewerten, wo die Mortalität und Letalität an Rotavirusinfektionen ungleich höher ist als in den Industrienationen? Wäre dort nicht der Nutzen des Impfstoffes ungleich größer als sein Risiko?

- Ist bei der Anwendung anderer Rotavirusimpfstoffe, die sich in Entwicklung befinden, ebenso mit diesem Risiko zu rechnen und wie umfangreich müssen Zulassungsstudien sein, um ein erhöhtes Risiko auszuschliessen? Sind diese Studien ethisch vertretbar, bzw. welche medizinische Vorkehrmassnahmen müssen im Rahmen dieser zukünftigen Studien getroffen werden?

Dies sind entscheidende Fragen, die in den nächsten Jahren beantwortet werden müssen, wenn die unbestreitbar notwendige und segensreiche Entwicklung von Rotavirusimpfstoffen fortgeführt werden soll.

Einen positiven Aspekt kann man diesen insgesamt unglücklichen Ereignissen jedoch abgewinnen: Sie haben gezeigt, daß ein sorgfältig geführtes Meldesystem zur Erfassung von "unerwünschten Ereignissen" im Zusammenhang mit Anwendung von Impfstoffen, wie das VAERS in den USA, nicht nur berechtigt und notwendig ist, sondern auch funktionstüchtig sein kann. Es sollte Vorbildcharakter für alle Nationen haben.

7.2. Borreliose

Borrelia burgdorferi ist ein schraubenförmiges Bakterium (Spirochäte), welches eine Vielzahl von Erkrankungen hervorruft. Es sind mittlerweile verschiedene Genotypen (*B. burgdorferi sensu stricto, B. garinii, B. afzelii*) mit unterschiedlicher regionaler Verteilung und Organotropie bekannt.

B. burgdorferi infiziert zahlreiche Säugetiere, in den meisten Fällen asymptomatisch. Die Übertragung auf den Menschen erfolgt durch Stich der Zecke Ixodes ricinus. Die Zecken infizieren sich selbst durch Blutsaugen bei infizierten Mäusen und anderen Kleinsäugetieren. Etwa 20 % aller adulten Zeckenweibchen und 10-15 % der Jugendlichen (Nymphen) beherbergen *B. burgdorferi* im Magen und Darm. Regionale Unterschiede sind in Europa gering, während in den USA die Erkrankung auf Endemiegebiete beschränkt ist.

Der Stich der Zecke wird oftmals nicht bemerkt. Nach einigen Stunden Saugdauer haben die Borrelien den Magen der Zecke verlassen und werden über regurgitiertes Blut in den Wirt inokuliert. Nach einer Inkubationszeit von wenigen Tagen bis Wochen oder Monate treten bei etwa 1/3 der Infizierten Symptome eines grippalen Infektes auf:

- Fieber

- Kopfschmerzen

- Müdigkeit

Ein kleinerer Teil der Infizierten zeigt im Frühstadium der Infektion eine charakteristische Rötung im Bereich der Zeckenstichstelle (**Erythema migrans**), welches sich nach einigen Tagen spontan zurückbildet. Bei anderen bildet sich im Bereich des Ohrläppchens, der Mamillen oder an anderen Lokalisationen ein livides, hartes Knötchen (**Lymphadenosis cutis benigna** oder **Lymphozytom**). Es bildet sich ebenfalls spontan zurück.

Wochen bis Monate nach Infektion - unabhängig davon, ob im Frühstadium der Erkrankung Symptome bestanden oder nicht - kann es zu Organmanifestationen kommen. Dazu gehören im Kindesalter

- periphere Fazialisparese mit oder ohne begleitende seröse Meningitis
- andere Hirnnervenparesen
- Arthralgien
- Karditis (AV-Überleitungsstörungen)
- Augenaffektionen (Chorioretinitis, Uveitis u.a.)

Die im Erwachsenenalter typischen Manifestationen des Bannwarth-Syndroms (Meningoradikuloneuritis) und die Acrodermatitis chronica atrophicans werden im Kindesalter nicht beobachtet.

Jahre später kann es zur chronischen Gelenkbeteiligung, der sogenannten **Lyme-Arthritis** kommen. Betroffen sind meist ein oder wenige große Gelenke (v.a. Knie). Rezidive sind häufig. Ferner sind chronische ZNS-Infektionen im Sinne einer chronischen Enzephalomyelitis gefürchtet.

Die Erkrankung hinterläßt keine sichere Immunität!

Die Diagnose der Erkrankung beruht auf der Symptomatik und dem Antikörper-Nachweis im Serum und/oder Liquor des Patienten, ggf. bestätigt durch einen Immunoblot. Der direkte Erregernachweis gelingt selten.

Die Behandlung erfolgt durch Antibiotika:

- im Frühstadium mit Erythromycin oder Doxycyclin (>9 Jahre)
- bei Organmanifestationen mit Penicillin G, Ceftriaxon oder Cefotaxim i.v.

Trotz der relativ guten Therapierbarkeit der Borreliose ist sie aufgrund ihrer Häufigkeit und der mit der Behandlung verbundenen Kosten schon bald nach Entdeckung des Erregers (Ende der 70er Jahre) Ziel für die Entwicklung einer Impfprophylaxe geworden.

Am weitesten fortgeschritten ist die Entwicklung von rekombinanten Vakzinen, die als Schlüsselantigen **OspA (outer-surface lipoprotein A)** enthalten. Dabei handelt es sich um eines von insgesamt 105 Borrelien-Lipoproteinen, welches besonders immunogen ist.

Wie bei vielen anderen Totimpfstoffen besteht die Grundimmunisierung aus 3 Dosen im Abstand von 1 und 12 Monaten. Die Verträglichkeit ist sehr gut. Die Impfung induziert OspA-Antikörper, die das Bakterium neutralisieren.

Die Wirksamkeit der Vakzine beruht auf folgenden hypothetischen Mechanismen:

- die saugende Zecke nimmt mit dem Blut des Wirtes die durch Impfung induzierten OspA-Antikörper auf. Diese neutralisieren im Magen und Darm der Zecke die dort vorhandenen Borrelien
- die saugende Zecke überträgt die Borrelien und diese werden im Blut des Wirtes durch die OspA-Antikörper neutralisiert

Die erste Hypothese ist die wahrscheinlichere, weil Untersuchungen gezeigt haben, daß OspA kurz nach Eindringen der Borrelien in den menschlichen Wirt nicht mehr auf der Bakterienoberfläche exprimiert wird und deshalb als Antikörper-Ziel rasch verloren geht.

In je einer großen Feldstudie in den USA konnte 1998 der Wirksamkeitsnachweis für OspA-Vakzinen der Herstellerfirmen Pasteur Merieux Connaught (PMC) und Glaxo SmithKline (GSK) erbracht werden.

Die PMC-Vakzine zeigte nach 2 Impfdosen eine Wirksamkeit (bezüglich symptomatischen Infektionen) von 68 %, nach 3 Dosen waren es 92 %. Die GSK-Vakzine ergab nach 2 Impfdosen eine Wirksamkeit von 49 %, nach 3 Dosen waren es 76 %. Gegenüber asymptomatischen Infektionen war die Wirksamkeit der GSK-Vakzine 83 % (nach 2 Dosen) bzw. 100 % (nach 3 Dosen). Mit der Zulassung der Vakzinen in den USA kann in Kürze gerechnet werden.

Vermutlich sind diese Vakzinen gegenüber europäischen Isolaten von B. burgdorferi jedoch unwirksam, da deren OspA antigene Unterschiede zu den US-Isolaten aufweisen.

Deshalb sind Untersuchungen im Gange, Impfstoffe mit weniger heterogenen Borrelienantigenen zu entwickeln. Dabei wird man sich auf Antigene konzentrieren, die auch nach Eindringen der Erreger in den menschlichen Organismus weiterhin exprimiert werden und sich somit nicht der Erkennung durch das Immunsystem (humoral und/oder zellulär) entziehen.

7.3. HIV (AIDS)

Das Humane Immundefizienz Virus ist der Auslöser des Acquired Immunodeficiency Syndroms (AIDS, erworbenes Immundefekt Syndrom). Die Übertragung des Virus erfolgt durch

- Geschlechtsverkehr (homo- oder heterosexuell)
- kontaminierte Blutprodukte
- gebrauchte, mit HIV-positivem Blut kontaminierte Injektionsnadeln (Drogenabhängige)
- prä-, peri- und postnatal von Mutter zu Kind

Das Virus infiziert vorwiegend CD4+ Zellen des Immunsystems (T-Helferzellen, Makrophagen u.a.), wandelt mittels der reversen Transkriptase sein RNA-Genom in DNA und integriert dieses mit Hilfe der Integrase in das Genom der Zelle. Die daraufhin stattfindenden Immunreaktionen des infizierten Organismus sind aus ungeklärten Gründen nicht in der Lage, das Virus zu eliminieren. Die chronische Infektion führt nach einer unterschiedlich langen Latenzzeit zu einer allmählichen Zerstörung der CD4+ Helferzellen. In der Folge kommt es zum Ausbruch der AIDS-Erkrankung. Sie ist gekennzeichnet durch

- häufig rezidivierende Infektionen (Otitis media u.a.)
- Infektionen mit opportunistischen Erregern (*Pneumocystis carinii*, typische und atypische Mykobakterien u.a.)
- Kachexie

und endet i.d.R. tödlich.

Der Virusnachweis gelingt in der Initialphase der Infektion durch direkten Virus- bzw. Antigennachweis (PCR, Immunoblot), später durch Antikörper-Bestimmung im ELISA. Ein positiver Antikörper-Test muß wegen der Tragweite des Status "HIV-positiv" immer durch einen 2. Test (Immunoblot) bestätigt werden.

Nach seiner Erstbeschreibung im Jahr 1981 und der Entwicklung diagnostischer Tests wurde das Ausmaß der weltweiten Verbreitung des Virus bekannt. Die WHO schätzte für das Jahr 2000 einen Bestand von etwa 36 Millionen HIV-Infizierte, davon 5 Millionen Neuinfektionen. Etwa 3 Millionen Menschen starben 2000 an AIDS. Die regionalen Unterschiede sind erheblich. Während in Afrika und Asien mancherorts mehr als 50 % der erwachsenen Bevölkerung HIV-infiziert sind, sind es in den USA etwa 1 % und in Deutschland weniger als 1/1000.

Therapeutische Erfolge zur Behandlung der Infektion bzw. zur postexpositionellen Prophylaxe mit Nukleosidanaloga und Proteaseinhibitoren sind belegt:

- sie können bei Infizierten den Ausbruch der Erkrankung verzögern (aber nicht verhindern)
- sie reduzieren bei HIV-positiven Schwangeren das Übertragungsrisiko auf das Kind von etwa 30 % auf < 5 %

Die Entwicklung und Wirksamkeitsprüfung eines Impfstoffes gegen HIV ist extrem problematisch. Dafür gibt es verschiedene Gründe:

- das Virus ist genetisch heterogen und aufgrund seiner hohen Mutationsfähigkeit in der Lage, in einem Wirt seine antigenen Eigenschaften mehrfach zu ändern
- die Qualität einer Immunantwort (humoral? zellulär?), die eine HIV-Infektion verhindern könnte, ist unbekannt. Es zeichnet sich jedoch ab, daß eine humorale Antwort nicht auszureichen scheint und der zellulären Immunität eine bedeutende Rolle zukommt
- es gibt kein befriedigendes Tiermodell für die HIV-Infektion
- die klinische Prüfung einer Kandidatenvakzine wirft erhebliche ethische Probleme bezüglich des Studiendesigns auf (Plazebokontrolle? flankierende Aufklärungskampagnen?)

Höchstes Ziel der Entwicklung eines HIV-Impfstoffes muß es sein, die Infektion zu verhindern. Experimentellen Untersuchungen nach zu schließen, scheint dies gegenwärtig nur mit Hilfe einer attenuierten Lebendvakzine, evtl. auch durch genetische Immunisierung (sog. DNA-Vakzine, bei der spezifische DNA-Abschnitte direkt in Haut- oder Muskelzellen des Impflings injiziert werden) möglich zu sein. Hier bestehen verständlicherweise erhebliche Sicherheitsbedenken.

Andere Ansätze zur Entwicklung eines HIV-Impfstoffes sind

- komplette, inaktivierte Viruspartikel
- rekombinante HIV-Antigene (in Bakterien exprimiert)
- synthetische Peptide

- HIV-Antigene in vermehrungsfähigen Vektoren (z.B. Vaccinia Virus)

Erste experimentelle Ergebnisse weisen jedoch darauf hin, daß diese Impfstoffe eher in der Lage sind, die Viruslast nach HIV-Infektion zu reduzieren und damit den Ausbruch der Erkrankung zu verzögern, als die Infektion an sich zu verhindern. Dennoch zeichnen sich in jüngster Zeit wieder vielversprechende neue Entwicklungen ab. Ein Impfstoff basierend auf dem HIV-Molekül gp120 ist in der Lage, Antikörper zu induzieren, die das andocken des Virus an CD4-positive Lymphozyten verhindern können. Diese Vakzine ist die weltweit erste, die gegenwärtig in Phase-III-Studien an mehreren tausend Risikopersonen in den USA, Kanada, den Niederlanden und Thailand geprüft wird.

Auch auf dem Gebiet der HIV-DNA-Vakzinen sind Fortschritte zu verzeichnen. Nachdem erste Versuche mit nackter (d.h. ohne Zusatzstoffe) DNA nur unbefriedigende Immunantworten auslösten, sind nun durch Adjuvantien wie z.B. polylactide coglycolide wesentlich ausgeprägtere Antikörperstimulationen zu erreichen.

Leider sind wir von der allgemeinen Verfügbarkeit einer akzeptablen HIV-Vakzine weiterhin noch Jahre entfernt. Für neue Vakzinen nehmen Untersuchungen der Phase I und II mindestens 3 Jahre, die der Phase III weitere 3-5 Jahre in Anspruch. Aber wie sagt doch ein afrikanisches Sprichwort:

"Die beste Zeit, einen Baum zu pflanzen, war vor 20 Jahren. Die nächstbeste Zeit ist jetzt."

7.4. Neue Impftechnologien

In den letzten Jahren haben sich drei sehr unterschiedliche neue Impftechnologien entwickelt, die in Zukunft global gesehen die Vakzinologie entscheidend revolutionieren könnten: DNA-Impfstoffe, transdermale Antigenapplikation sowie transgene essbare Pflanzen.

7.4.1. DNA-Vakzinen

Diese enthalten genetische Information zur Produktion des/der gewünschten Antigen(e) in Form eines Plasmids. Nach Applikation (intramuskulär, intradermal, subkutan oder mukosal) in den Wirt erfolgt die Aufnahme des Plasmids in eine Muskelzelle oder in dendritische Zellen. Dort finden Transkription und Translation der kodierenden

Gene statt, gefolgt von der Produktion der gewünschten Antigene. Diese werden den immunkompetenten Lymphozyten über Moleküle der MHC-Klasse-1 und –2 präsentiert, was zur Immunantwort führt. Dieses Immunisierungsprinzip weist überzeugende Vorteile auf:

- preiswerte gentechnologische Herstellung
- Unabhängigkeit von Kühlkette
- nahezu beliebige Kombinationsmöglichkeiten verschiedener Antigene und ggf. immunstimulierender Zytokine
- Verwendbarkeit bei Immunsupprimierten und Schwangeren
- Langanhaltende Immunität

Kritisch diskutiert werden jedoch die theoretisch vorstellbaren Nachteile der DNA-Vakzinen wie z.B. die Auslösung von Autoimmunphänomenen und insbesondere die evtl. maligne Transformation der Zielzellen. Die angeführten Vorteile lassen jedoch an den Einsatz dieser neuen Vakzinen insbesondere in bislang aus finanziellen Gründen benachteiligten Ländern denken.

7.4.2. Transdermale Vakzinen

Eines der großen Probleme bei der Umsetzung von Impfempfehlungen jenseits des Säuglingsalters ist die eingeschränkte Akzeptanz aus Furcht vor der schmerzhaften Injektion. Dies ist z.B. einer der wichtigsten Gründe für die unzureichende Inanspruchnahme der jährlichen Influenzaimpfung in Risikokollektiven. Oral anwendbare Impfstoffe sind aus immunologischen Gründen leider nur für ausgewählte Infektionskrankheiten verfügbar. Ein neues Konzept stellen die transdermal applizierbaren Impfstoffe dar. Hier wird, z.B. mittels Pflasterapplikation, Antigen über ein Trägersystem in die Haut eingebracht, wo es von den dort ansässigen immunkompetenten Zellen erkannt und attackiert wird. In Tierexperimenten belegt und in ersten Versuchen am Menschen am Beispiel des Tetanustoxoids nachvollzogen, kann auf diese Weise sicher eine sekundäre Immunantwort nach vorausgegangener konventioneller Grundimmunisierung erzeugt werden. Es bleibt abzuwarten, inwieweit auch eine erfolgreiche Grundimmunisierung möglich ist. Noch ungeklärt sind zudem Fragen zur Langzeitsicherheit, Auswahl der geeigneten Trägersubstanzen und der für diese Applikationsart geeigneten Antigene. Bei erfolgreicher Realisierung könnten transdermale Impfapplikationen aufgrund der zu erwartenden hohen Compliance einen bedeutsamen Fortschritt im Impfwesen bewirken.

7.4.3. Transgene essbare Pflanzen

Die wohl spektakulärsten Experimente zur Entwicklung neuer Impfstoffe werden mit transgenen Lebensmitteln durchgeführt. Hierbei ist das Grundprinzip einfach: die gewünschten Impfantigene werden nach genetischer Manipulation von Pflanzen exprimiert, die als Lebensmittel konsumiert werden. So können im Tiermodell beispielsweise Masernantigene in Mais exprimiert werden und nach oraler Aufnahme im Wirt eine protektive Immunantwort erzeugen. Weitere populäre Vektoren sind Tomaten, Bananen oder Kartoffeln. Verständlicherweise sind hier Widerstände von Seiten der in einigen europäischen Ländern gegenüber gentechnologischen Fortschritten sehr kritisch eingestellten Bevölkerung zu erwarten. Dies schränkt den Kreis potentieller zukünftigen Anwender - zurzeit zumindest - erheblich ein. Da andererseits schon heute beispielsweise gentechnisch hergestelltes Insulin bei Diabetikern praktisch uneingeschränkte Akzeptanz findet, ist ein allmählicher Vertrauensgewinn in diese global betrachtet so vielversprechende Technologie auch auf dem Gebiet des Impfwesens vorstellbar.

Index

Index

V

W

Z

Klinische Lehrbuchreihe

... Kompetenz und Didaktik!

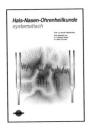

Hals-Nasen-Ohrenheilkunde systematisch

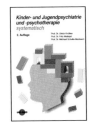

Kinder- und Jugendpsychiatrie und -psychotherapie systematisch

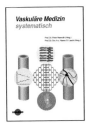

Vaskuläre Medizin systematisch

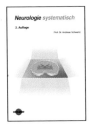

Neurologie systematisch

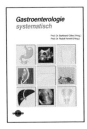

Gastroenterologie systematisch

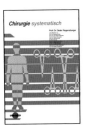

Chirurgie systematisch

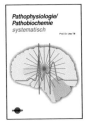

Pathophysiologie/Pathobiochemie systematisch

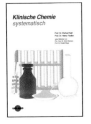

Klinische Chemie systematisch

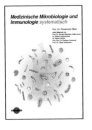

Medizinische Mikrobiologie und Immunologie systematisch

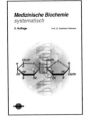

Medizinische Biochemie systematisch

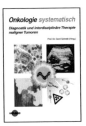

Onkologie systematisch
Diagnostik und interdisziplinäre Therapie maligner Tumoren

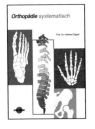

Orthopädie systematisch

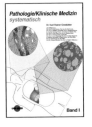

Pathologie/Klinische Medizin systematisch
Band I

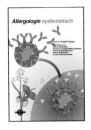

Allergologie systematisch

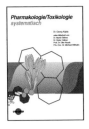

Pharmakologie/Toxikologie systematisch

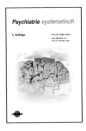

Psychiatrie systematisch

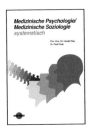

Medizinische Psychologie/Medizinische Soziologie systematisch

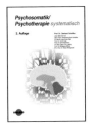

Psychosomatik/Psychotherapie systematisch

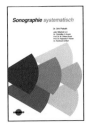

Sonographie systematisch

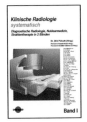

Klinische Radiologie systematisch
Diagnostische Radiologie, Nuklearmedizin, Strahlentherapie in 2 Bänden
Band I

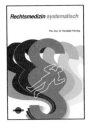

Rechtsmedizin systematisch

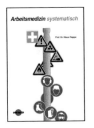

Arbeitsmedizin systematisch

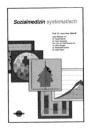

Sozialmedizin systematisch

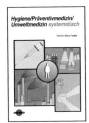

Hygiene/Präventivmedizin/Umweltmedizin systematisch

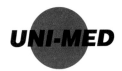

UNI-MED

Die Wissenschaftsreihe bei UNI-MED

Diagnostik ▪ Therapie ▪ Forschung

...und ständig aktuelle Neuerscheinungen!

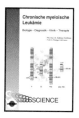
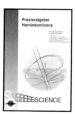
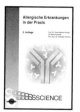
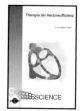

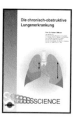
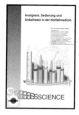
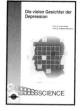
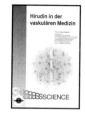

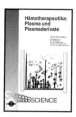
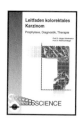
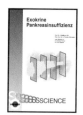
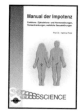

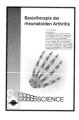
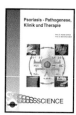
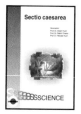
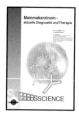

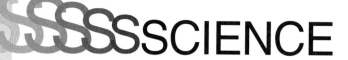

UNI-MED Verlag AG • Kurfürstenallee 130 • D-28211 Bremen
Telefon: 0421/2041-300 • Telefax: 0421/2041-444
e-mail: info@uni-med.de • Internet: http://www.uni-med.de

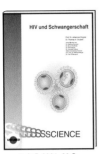
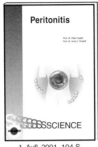
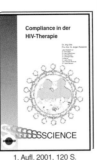
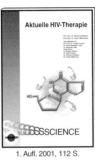
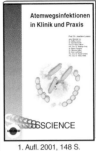
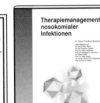
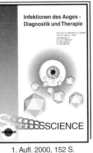
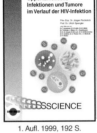
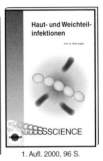
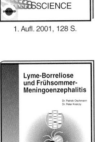
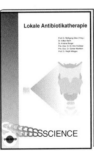
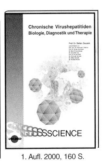

Fachliteratur über Pädiatrie von UNI-MED...

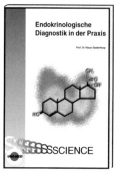

Endokrinologische Diagnostik in der Praxis
Prof. Dr. Klaus Badenhoop

1. Aufl. 2001, 96 S.

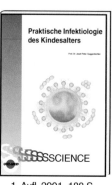

Praktische Infektiologie des Kindesalters
Prof. Dr. Josef-Peter Guggenbichler

1. Aufl. 2001, 188 S.

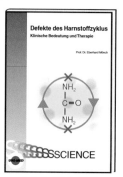

Defekte des Harnstoffzyklus
Klinische Bedeutung und Therapie
Prof. Dr. Eberhard Mönch

1. Aufl. 2001, 72 S.

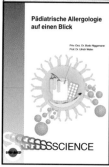

Pädiatrische Allergologie auf einen Blick
Priv.-Doz. Dr. Bodo Niggemann
Prof. Dr. Ulrich Wahn

1. Aufl. 1999, 88 S.

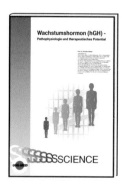

Wachstumshormon (hGH) -
Pathophysiologie und therapeutisches Potential

1. Aufl. 2001, 168 S.

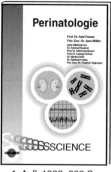

Perinatologie
Prof. Dr. Axel Feige
Priv.-Doz. Dr. Jens Möller

1. Aufl. 1998, 232 S.

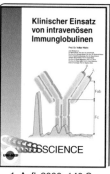

Klinischer Einsatz von intravenösen Immunglobulinen
Prof. Dr. Volker Wahn

1. Aufl. 2000, 140 S.

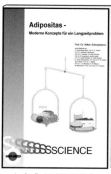

Adipositas -
Moderne Konzepte für ein Langzeitproblem

1. Aufl. 2000, 124 S.

UNI-MED *SCIENCE* -
Topaktuelle Spezialthemen!

...nicht nur für Kinderärzte!

UNI-MED Verlag AG • Kurfürstenallee 130 • D-28211 Bremen
Telefon: 0421/2041-300 • Telefax: 0421/2041-444
e-mail: info@uni-med.de • Internet: http://www.uni-med.de